チネイザンってなに？

THE ART OF CHI NEI TSANG

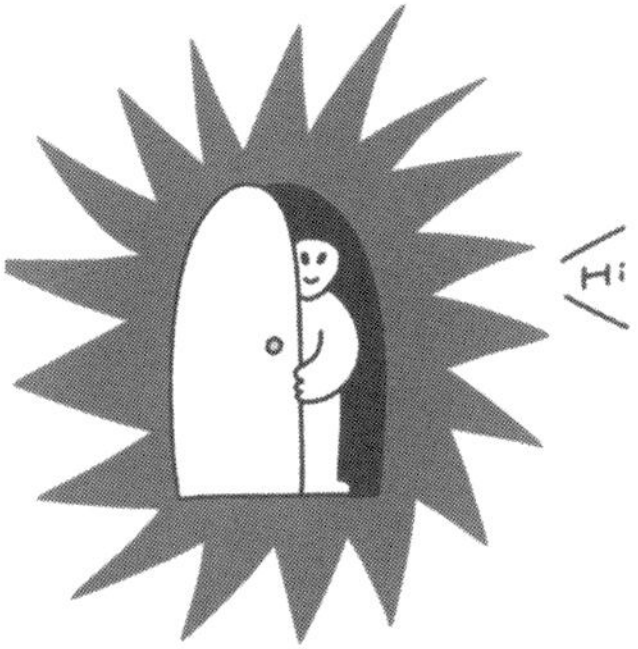

大内雅弘
Ouchi Masahiro

まえがき　Preface

10代から、瞑想や太極拳に惹かれていた僕が、20代には、インドへ自分の生き方探しに一年行ったり、ニューヨークに移住をしたりしました。そして、1980年代の前半にニューヨーク郊外でチネイザンと出会いました。その後、様々な状況でチネイザンを通して多くのことを学び、その一部をこの本に託しました。

少しでも、チネイザンの真髄を感じていただければと願っています。


チネイザンは、とてもユニークな施術方法なだけではなく、クライアントにもプラクティショナーにとっても、より自分本来の生き方を進めていくことを支えるライフ・プラクティスの一部だと考えています。

チネイザンを知りたい方だけではなく、自分の身体と心の健康、自分本来の生き方、そして自分の周囲の人の生き方、そして自分の周囲の人の生き方を大切にしようとしている方、そして、後の世代のことも大切にしている方が、きっと手にしてくれるのだろうと思っています。

ベッドサイドテーブルに置いていただいても違和感のない本。

3年後に手に取っていただいても、何かを感じていただけるような本を目指して、素人ながらも一生懸命に、あなたにお話するように書きました。

本の中の下手なイラストも、僕が描いてみました。

この本が映画だとすると、何か音楽や効果音のつもりで、描きました。


大人になってからニューヨークに35年も住んで、その後日本に戻ってきて10年以上も経つのに、日本語も英語も怪しくなってしまっている僕ですが、不器用でも心を込めて作り上げました。

この本の存在が、何か少しでも役に立てたら嬉しいです。

大内雅弘

2025年3月

目次

第2章　What is Chi Nei Tsang ?

第3章 Learning Chi Nei Tsang チネイザンを学ぶ

第4章　Chi Nei Tsang Session　チネイザンのセッション　施術方法

第5章　Things I've learned through Chi Nei Tsang チネイザンから学ぶ……247

第1章

The Art of Chi Nei Tsang

生きるをアートに

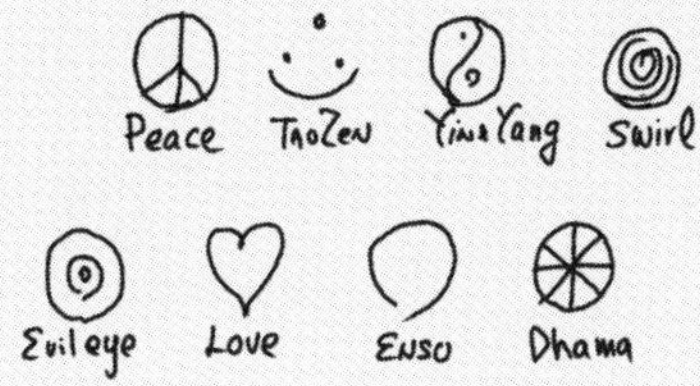

チネイザンは、なぜ世界で注目されているか？

Chi Nei Tsang, the Integrated Body Mind Sprit Therapy

20年前には、全く知られていなかったと言えるチネイザン（氣内臓セラピー）が、どうして世界で注目されているのでしょうか？

特に当初高級スパリゾートなどで人気になり、その後に一般の人にも注目されるようになってきました。それは、チネイザンという言葉が、目新しいからだけではありません。お腹から始まり全部の臓器に関わるセラピーであることだけでもユニークです。効果が消化や生理などの症状に影響があるとは限らずに、身体の他の部分に変化が現れたりすることが注目された理由でもあります。そして、身体の調子を改良するだけではなく、心に響くことも大きな理由です。心、感情に響き、自分のあり方を見つめ直すことになることが多いのです。

また、施術の奥に、深いタオの哲学や、瞑想のつながりがあることも重要なポイントです。

チネイザンは、治療というよりは、身体、心、魂への深い試行錯誤が出来るTaozenライフ・プラクティスです。

＊Taozenライフ・プラクティスについては後述します。

だからでしょうか。身体の不調だけを訴えるようなクライアントは、非常に少ないのです。何か自分が、まだ充分に生きていないような感じを受けている方や、身体や心や魂を、いろんな方面から確かめたい方が来てくれます。

まだまだ、進化途中でもあり、まだまだ多くの人に知られていないチネイザンです。そして、きちんと習得したプラクティショナーが世界中でもとても少ない状況です。この本が、少しでもチネイザンを知りたい人、学びたい人、受けてみたい人の為になることを願っています。学びたい方には特に理解を深めていただき、本来のチネイザンの真髄を習得していってほしいと思っています。

なぜ、チネイザン療法（氣内臓セラピー）と呼ばすにチネイザンと呼ぶか？

Chi Nei Tsang is not just Therapy...

チネイザン療法とか、氣内臓セラピーと、当初は呼ばれていましたが、ここ10年は、僕は「チネイザン」とだけで呼んでいます。海外でも、Chi Nei Tsang とだけで呼ばれています。そこに僕なりの意味が含まれています。それは、療法とかセラピーとかだけではなく、もっと大きな自己発見というか自己修行というか、それはそういうものを含むからという思いです。

もちろん、クライアントの役に立ちたいという強い情熱を持つチネイザンですが、自分たち施術者（プラクティショナーと呼んでいます）の自分を見つめ直すプロセスでもあるということです。クライアント側も、施術を受けるだけの受動的なことだけではなく、自分で気づき、そして行動にも及ぶものと考えています。そういう意味で、チネイザン療法とか、氣内臓セラピーとは普段は言わずに、チネイザンと呼んでいます。

プラクティショナーは、瞑想や、呼吸法、氣功、太極拳などを習得する必要があります。インナースマイル瞑想やシックス・ヒーリング・サウンズや卵巣呼吸などは、チネイザンには欠かせないものです。

後ほど、説明しますが、瞑想や、呼吸法、氣功、太極拳も TaoZen ライフ・プラクティスの一環だと捉えています。

「チネイザンという生き方」の提示だと考えています。

その思いが、少しでも含まれているつもりでチネイザンとだけで呼んでいます。

優れた技術だけでは、もったいない。「生きるをアートに」

The Art of Life… Technique, Aesthetics, Philosophy.

チネイザンは「生きるアート」です。

と言われてもよく分からないと思いますが、これがチネイザンと TaoZen ライフ・プラクティスの大切なテーマの一つです。

実は、ニューヨークで教えていた時のテーマとして、The Art of Living Fully and Healthy and more.. を提案してきました。これを日本語でどう表現しようかと色々試行錯誤して、ようやく出てきたのが「生きるをアートに」ということでした。僕はニューヨークで30年ほど、広告・マーケティングの仕事をしていました。ある大きな広告代理店で働いて、その後、独立してソーホーの広々としたロフトを事務所にしていました。その関係で日本の大手代理店でプロデューサーで活躍されていた杉本さんと親友になり、TaoZenジャパンの社長を長くやって頂きました。僕がまだ東京に住み着いていなかった関係で、そのようにしていただいたのです。２人は、広告関係に長く勤めていて、かなり有名なキャンペーンも一緒に作り上げた仲なのに、いざ自分のことになるとなかなか良いアイデアが出てこない。実際、そういうものです。自分をきちんと表現出来たり、マーケティングが出来るというのは、よっぽど自分を冷静にみられるある意味では悟った人か、あるいはエゴマニアックな人たちのようです。そしてほとんどの人が、どっちでもない。だから自分のことを売り出すことは難しい。自分を上手にマーケティング出来ない、ブランディング出来ないという人は、僕は、むしろ人間的で好ましいと感じます。

とにかく、こんな訳で出来上がったのが「生きるをアートに」です。そして、「チネイザンはアート」です。アートだから、答えは一つではない。決していつも美しかったり、分かりやすい必要もない。でも、そこに心や命に響く何かが隠されていないともったいない。アートである為には3つの要素が必要と考えます。優れた技術、「Technique」はもちろん必要です。でも、それでは、ただ上手なだけになります。そこに、情感とか美学、「Aesthetics」が必要です。そうすると感動を呼ぶことが多くなります。でも、これではエンターテインメントです。感動はするけれど、人生を変えるような力はない。この上に、哲学「Philosophy」が必要になってきます。そこにどんな意義があるのだろうか？　何をしているのだろうか、という問いかけが必要です。正解を出そうとして、いつまでも問いかけていくプロセスを、フィロソフィーと呼んでいます。

この3つの要素が重なり合うことでアートになります。この3つの要素が、3等分である必要はありません。人によっては、技術が70％でも構いません。僕は、どちらかと言うと、技術面に重要度を置かないタイプだと思います。あるいは時によって、どの要素が強くなるかなど、柔軟性がある必要があります。実際に、どのようにして訓練をしていくか、学んでいくかは後ほど説明いたしますが、アートであることだけは、ここで明記しておきたいと考えます。例えば、ピアノで、技術が間違いないと、上手だなあと感じるでしょう。自動で演奏するピアノがありますが、あれはきっと技術面には間違いはないでしょうが、あんまり感動はしませんよね。感動するとすれば、きっと失恋している時とかで、こちらの感情が投影しているからでしょう。

素晴らしいテクニックに、美学が加わると感動を呼ぶことが多い。エンターテインメントになります。感性が豊かで、テクニックがないと、これは結構迷惑になることもありますね。自分の子供だったりすると可愛いかもしれませんが。素晴らしいテクニックに、感性が加わり、そこに僕が哲学と呼ぶもの、答えが簡単には出ない問いかけとか、なぜやっているのかの深い問いかけや、生き方が滲むことなどが加わるとアートになると考えます。

チネイザンも、優れたテクニックも大切ですが、美学、哲学が必要だということだと考えています。この中でテクニックが一番、学びやすいものだと思います。クライアントは機械ではなく、人間というミステリアスな、個性豊かな生き物です。その人間に対して、正しいテクニシャンだけでなく、感性豊かなアーティストに僕自身もなっていきたい、そして皆んなにもなって欲しいと考えています。

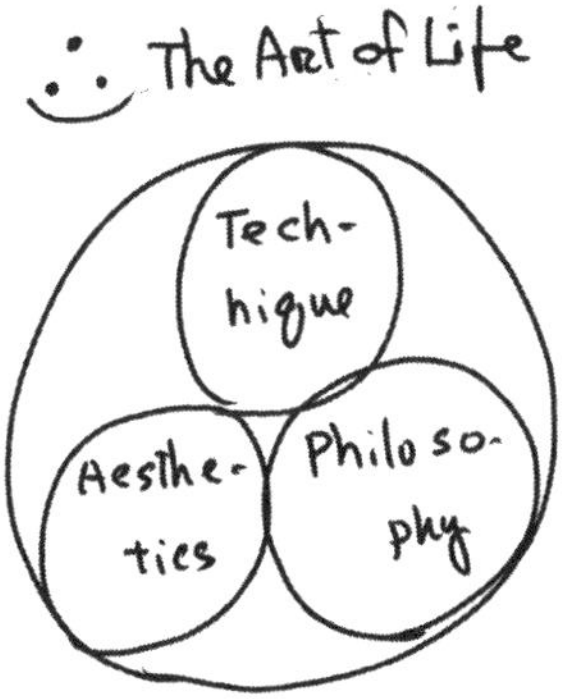

チネイザンは、TaoZen ライフ・プラクティス の一部です

Chi Nei Tsang is a part of TaoZen life practice...

TaoZen ライフ・プラクティス とは、何か。

東洋の生きる智慧、哲学、科学とも言える伝統の中で重要なものが3つあると思います。

「Tao」道とか仙術とも呼ばれる古代中国から伝わるもの。瞑想、呼吸法、氣功、太極拳、風水学、算命学、漢方医学なども含まれます。

「Yoga」で代表されるインド発祥の壮大な科学、瞑想、呼吸法、アユルヴェーダ、ハタヨガ、ヴェーダンダ哲学、占星術なども含まれます。

「Zen」瞑想を中心にした修行と哲学。

この3つの伝統のエッセンスを大切にしながら、現代の生活、生きる中で実際に使えるように、現代に生きる僕たちに役に立てられるように工夫したものが TaoZen ライフ・プラクティスです。

現代生活の中で使おうとすると考慮しなければいけないことに「時間」

と「知識」があります。まず時間の観念が昔とは違っています。同じように1日は24時間なのですが、どんどん忙しくなっている感じ、変化も激しい。瞑想でも伝統的なものは、大体1回1時間ほどでしたが、それでは現代社会の普通の方には長すぎる。そして、様々な医学や科学などの新しい発見と進歩があります。伝統的な東洋医学は素晴らしい面もありますが、それで全てを説明されても、どうも納得感が少ない。情報の多さ、社会状況の違いなども考慮していかないと、実際に使っていくには、なかなか難しい。僕は学者ではなく、実際に実行していきたい、使いたいと思うので、古代からの知恵のエッセンスは揺るがさずに進化さ

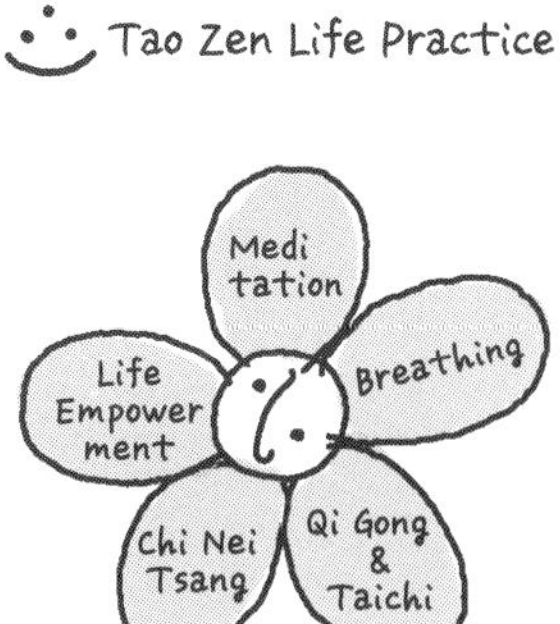

せていくという考えを大切にしています。

TaoZenライフ・プラクティスは内容的には、５つのグループに分けられます。

「瞑想」「呼吸法」、太極拳や氣功のような「氣エクササイズ」、チネイザンで代表される「ヒーリング」、そして実際に生きる事に役に立てられる「ライフ・エンパワーメント」の５つです。ライフエンパワーメントの中には、願いを叶える方法や生活の中での決断する際のメソッドや人間関係の模索方法のライフコーチングなどがあります。このどこから始めても良いのです。そして、お互いに直接に関連しているものです。例えば、観音氣功を学んでも、それが呼吸法でもあり、動く瞑想でもあり、自分の身体や心のヒーリングでもあり、実際に生きることに響かないともったいない。そうじゃなければ、どんなに動きが上手でも、まあ少し身体にいいくらいなものです。

チネイザン自体が、クライアントと一緒に行う瞑想です。呼吸法が重要になってきます。実際に身体に効果がある氣功療法という面もあります。そして実際にクライアントにも施術者にも役に立たなければもったいない。だから、チネイザンを学ぶプロセスで、瞑想、呼吸法、氣功や太極拳、などが必須になっています。では、このTaoZenライフ・プラクティスは何のためにあるかというと、これが難しい。例えば、瞑想の本来の目的となると、僕が把握出来るような簡単なものではないと感じます。それは、生きる目的は何かとか、愛の目的は何かと問われるような大きな問いかけだからです。

よく雑誌などのインタビューで、世界中のライターが同じような質問をされます。

「何が目的ですか?どんな効果がありますか?」

僕は、それに対して、本当の意味で聞いていますかと、問いを返すと、もちろん、「そうです」と答えます。そうすると、実は簡単で、「僕には、到底分かりません。僕のようなものが、分かるくらいならば、それを一生かけて試行錯誤して行くのはもったいない。」

「でも、それでは記事にならないと思うので、プロセスの中で出てくる効果とかを話すことは出来ます。」

例えば、チネイザンでは、お腹の調子が整うことがあるとか、生理痛や冷え性が緩和されることがあるとか、心が折れにくくなるとか…。でも、これが目的ではないと思います。いつでもこういう効果があるとは限らないし、抜本的な解決とも考えにくいし、それだけだったら、もっと効果的な方法があると考えます。じゃあ、もう少し本質的な答えというと、「本来の自分のあり方、生き方を模索して、実現していくためのアートだ。」と考えています。本来のあり方、生き方は、それぞれの方によって異なると思います。また、年代や時代や場所によっても異なってくるかと思います。答えは一つではない。そして、なんでも上手になるには練習が必要です。適切な練習を適切な量で行う必要があります。生きることにもそうだと考えます。

皆さんにも、僕自身も、生きるアーティスト Life Artist であって欲しいと思っています。そして、どこまでも、模索や試行錯誤の連続です。辿り着くところや、正解はきっとないのだと思います。

「自分らしく生きる」ということと、「本来の自分を生きる」というのは、僕の中では少し違ったニュアンスがあります。自分らしいというのは、何か他人が自分をどう見るかというニュアンスが強い感じを受けます。そもそも、なになにらしいというところが、何かの本質でない感じがしてしまうのです。本来の自分という意味は、自分の本質を常に模索しながらということです。だから、自分でも、普段は気がつかない本質かもしれません。環境や、社会に、あまり振り回されない、どこか普遍的なところもある感じで、本来のという言葉を使っているつもりです。

身体（body）ってなんだろう？　8つのレイヤーで捉える身体

Eight Dimensions of the Body…

チネイザンは身体を通して、心や考えや生き方にも魂にも響く施術です。身体（body）ってなんだろう、とか、健康ってなんだろう、幸せってなんだろう、命ってなんだろうとか、色々、根本的なことを、抽象的な形ではなく、具体的に問いかけてくるのも、チネイザンの魅力です。クライアントの身体を通して、健康や、幸せや、命に直接に触れているからだと思います。

身体（body）とはなんでしょう。いわゆる触れる部分の身体だけでは、不十分です。というのは、仮に肩を触っていても、肩という物質に触っている訳ではないからです。そこには、生き物としてのもっと複雑なレイヤーがあると考えます。数限りないレイヤーがあるけれど、便宜的に、このレイヤーを8つに分けて考えましょう。

①物理的なフィジカル・ボディ（Physical Body）
②感情身体（Emotional Body）
③思考身体（Cognitional Body）
④氣のボディ（Qi Body）
⑤社会的、文化的、時代的、職業的、場所時間的、ソーシャル・ボディ（Social/Cultural/Locational Body）
⑥ソウル・ボディ（Soul Body）
⑦スピリチュアル・ボディ（Spiritual Body）
⑧コスモス（宇宙的）ノーボディ（Cosmos No Body）

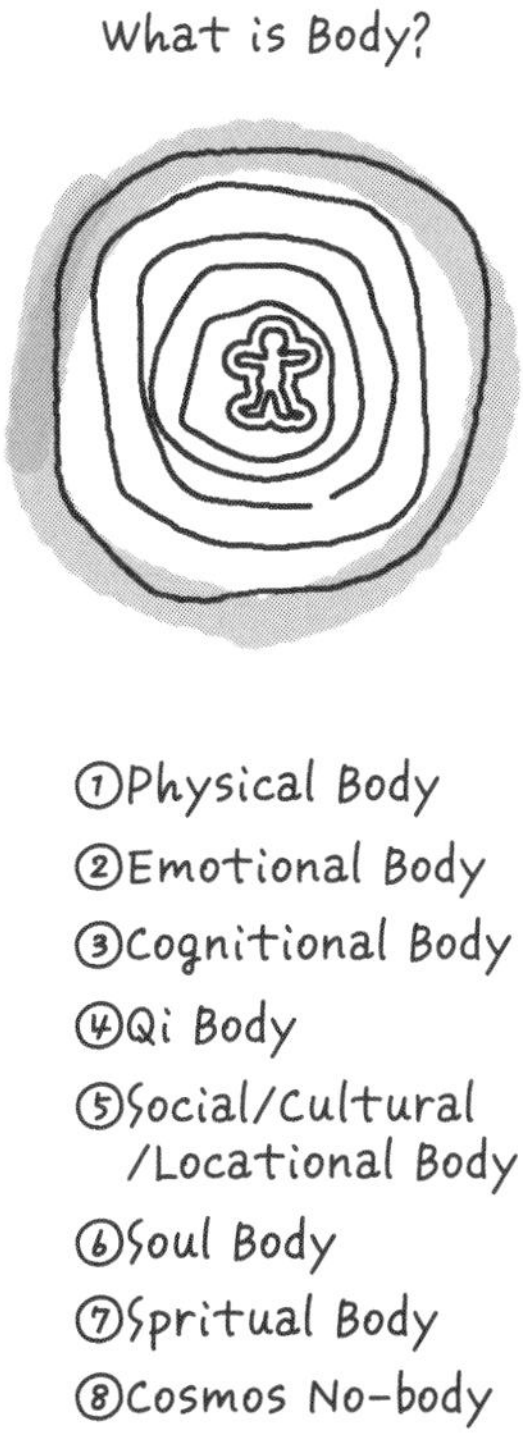

フィジカル身体（ボディ）というのも、実は触れられるところで終わっていません。絵で描いたり、写真で写っている場所で終わってはいません。香りとか体温も物体です。ある人を察するというのは、実はこの一見目に見えないフィジカルボディを感じていると思われます。

いつも話すのですが、僕はニューヨークでかなり呑気なペマという名前のシーズーを飼っていました。セントラルパークでは、リーシュを着けずにいられる時間があるのですが、時々間違ってとんでもない方向に向かって走っていって焦っていることがあるくらいでした。そのペマでも、帰ってきた僕がエレベーターに乗るくらいになると飼い主が来たと分かります。これはサイキックだからではなく、実際のフィジカル・ボデイを何らかの方法で認識しているからです。コウモリなどは、かなり違った方法で、認識しているらしいのです。フィジカル・ボディも、もっとぼんやりとした空間のようです。とは言え、何kmにも渡るような大きさではないと思います。

「感情ボディ」というのは、身体があっての、その人の感情だということ、しかもフィジカル・ボディとの関わりで成り立つということです。身体全部で嬉しいとか、怖いということもあるし、身体の一部だけ不安とかあるけれど、身体を離れて、東京にいる僕が、京都で悲しいということはないようです。

「思考ボディ」というのも、似ていて、身体から離れて、僕が、これは正しいとか、間違っているとかは考えられない。頭だけで思っているような時もあるし、頭はあんまり使わずに何か思っているような時もありますよね。どんな哲学者でも、日本にいて、インドで考えているということはなさそう。フィジカルボディがあっての思考です。ただ、AIがどんどん進むと、これも変化する可能性はありますね。

4番目の「氣のボディ」は、僕固有の氣とかプラーナは、身体との関わりで存在しているということです。もちろん僕以外の氣やプラーナは存在しますが、それは僕がいなくなっても存在する氣で。僕固有のものとしては僕固有の空間と時間の中であるものです。

次の「社会的、文化的、場所的、ソーシャル・ボディ」。例えば僕が、貴方の家で2歳からずうっと育てられたら、身体も心も今の僕とは違ってきますよね。あるいは、僕がずうっと漁師をしていたり、ロンドンで株式の仕事をしていたら、僕の身体も心も違っていたに相違ない。もし僕たちが、今江戸時代にいると、身体も違ってくる。ちょっと場所が変わっただけでも、違ってきます。

僕はコロナ禍前までには、10年ほど、毎年イタリアのトスカーナで1週間のリトリートを行っていました。世界中から人が集まってきてくれます。シェフは僕の友人のロザンナさん。彼女は有名なオーガニックシェフですが、愛がこもったイタリア料理が素晴らしい。こういうのをイタリア料理って言うんだなあって、僕は毎年感動しています。毎日パスタをどっさり食べて、チーズもいただいて、それで大丈夫。でも、日本でパスタを2日も続けると、チーズもいっぱい食べると胸焼けが酷いのはなぜ？同じパスタで同じチーズなのに。それはきっと身体と心が場所を変えただけで変化しているからでしょう。インドで1時間待たされても、イライラしないし、身体も平気だけれど、東京で地下鉄が1時間遅れるとイライラしたり、胃がキリキリしたりする。これはきっと場所と文化の違いで身体と心に変化が起きたからでしょう。ということは、身体をきめ細かく観察すると、ある程度、家のこと、仕事のこと、人間関係のこと、文化的なことなどが分かるということです。少なくともかなりの影響があるということです。

次の「ソウル・ボディ」と「スピリチュアル・ボディ」に関しては、おそらく魂と霊という言葉が当てはまると思いますが、どうもピンと来ない感じです。これは現代日本の特有なことではないかと僕は感じています。おそらくどのくらい昔かは分からないけれど、日本語で、もっとすっきりした感じの言葉があったのだろうと思うのです。日本の文化がいわゆるスピリチュアルじゃないとは思いません、むしろ深いスピリ

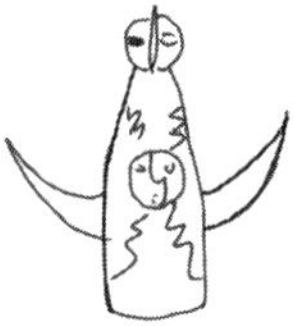

チュアリティが奥にあると思うのですが、それを言葉で表現すると妙なことになる。上手に表現する用語も、今の日本語には見つからない感じがします。ビジネスの世界でも、科学の世界でも、アートの世界でも、スポーツの世界でも、他の国では魂とかのことを結構ストレートに表現していることを感じます。僕も日本に戻ってきた時に、soulとかspritualなどの話をすると何か、どうも怪しいという感じがあったのですっかり辞めていました。だから、最初の10年くらいは、チネイザンも瞑想も、この8つのレイヤーのうち、まあ1から4、時々5くらいまでのボディについてのことを説明していました。でも、最近は、やはり全部を含めた方がいいと開き直っています。だから、より非科学的になっている訳ではなく、観点を広げたということです。しかも、チネイザンは全部を取り扱おうとするから意味があると考えています。

もちろん、それぞれの専門家は必要です。フィジカルの専門家、感情の専門家、思考の専門家、社会性の専門家、そしてスピリチュアルの専門家、宗教家でしょうか、でも、チネイザンとTaoZenライフ・プラクティスは、全部が入ってくる可能性を閉じないで進めることが意味があると考えています。

最後の知られざる「コスモス（宇宙的）・ノーボディ」は、人間が人間のこと、あるいは宇宙の全てを把握するということは無理だと思っています。そこに神とか、何か名前をつけているのかもしれませんが、僕はとりあえず、Cosmos No-body と呼んでいます。この部分は、きっと壮大なんだと思うので、とても大切だけれど、言葉がない範囲だと思っています。

僕が誰か、クライアントにチネイザンのセッションを行っているとすると、クライアントのこの8つのレイヤーの全てが存在していて、僕が感情ボディだけをタッチすることは出来ない。そして、僕の方も同じようなレイヤーがあって、その一部だけでセッションは出来ないのです。

人間のどんな関わりでも、このような複雑でダイナミックな影響が行われているのだと思いますが、チネイザンでは特にこの点を重要に考えています。

氣と気
Qi and Chi

気という漢字が、今は一般的に使われています。もともとは氣という漢字を1946年の当用漢字設定時に気という簡略化されたものに統一された様です。

一説には、気という字もかなり以前から使われていたとも言われています。

氣の研究会の創始者の藤平光一先生が、气の中に米という字があるけれど、これは広がるという意味があって、気にある〆は、閉じ込めるという意味があるので、氣という漢字を使うべきだと仰っていました。

僕も、氣という漢字の方が、本来の意味にあっているように思えるので、この本でも基本的には氣という漢字を使っています。でも天気などの時には、天氣じゃあなんか重いなあって感じるので、論理的ではなく適当に使い分けています。中国では、現在は气という漢字が一般的に使われています。气功とか天气では、何か頼りなく感じてしまうのも面白い。

ちなみに、中国語を英語で表記するときに、僕が習い始めていた時にはChi と表示することが多かったのですが、最近は、Qi と表示することが多くなりました。Chi Kung から Qi Kung になりました。

Chi は広東語表記で、Qi は北京語表示らしいですのですが、今は中国政府は Qi に統一したそうです。Qi と CHi では、何か発音も違うらしいのです。そうすると Qi Nei Tsang が今は、今は正しいのかなあ？ でも、Chi Nei Tsang 以外ではみたこともないので、このままで進みます。

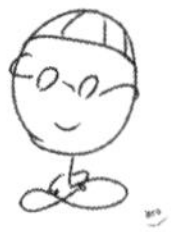

Hello This is 大内雅弘

改めて、大内雅弘です。ほとんどの人には、初めまして。

自己紹介とか自己宣伝って、とても苦手です。読者の多くの方も、そういう方が多いのではないかと想像します。そして、そうであって欲しいです。自己紹介や自己宣伝が得意な人は、この本にあってないかなあと感じます。人の生き方、あり方には、様々な面があります。それを一言で、医師とか会社員とかアーティストとか学生とか主婦とかにしてしまうのはもったいない。それは人間だけでなく、チネイザンや瞑想などについてもそうです。心が落ち着くとか、痩せるとか、そういう単面で説明するのはもったいない。もし、仮に僕が、ある一匹のアリの一生を書こうとすると、これはこれで、かなりの複雑さを持たないではいられないと思います。でも、ある程度シンプルに見せないと分かりにくい、ということで、チネイザンに関連した、ある面の自己紹介を試みてみます。

1953年、秋田という地球の一部で生まれたらしい。自分の誕生についての自覚はない。瞑想に関しては、小学校4年生と5年生の時に、坐禅と禅寺になんとなく魅せられて、夏休みを一人で田舎の山寺で過ごさせてもらう。何の修行をした訳でないけれど、大切な何かを経験させてもらったことが、後で分かった。大学生の時に、どうしてもインドに行かないと、と思った。その後の自分の人生を生き抜くためにどうしても必要だと思ったんです。大学一年の時に決意してから、なかなか実現出来ずにいて、実行するのに3年かかった。その間、日本で沖ヨガや少林寺拳法を学ぶ。楊名時先生に出会い太極拳を学ぶ。この頃は、太極拳も、ヨガも、全く一般的ではなかった。1972年でしたが当時は一人でインドに行くというと、もう決死の覚悟だった。1年休学してインドへ、インドではヨガアスラムなどに入って1年間滞在。インドから帰国後、文学座の演出部に所属しながら、本山博先生について瞑想、クンダリーニヨガなどを学ぶ。

1979年にニューヨークに移住。ニューヨークの広告代理店で16年ほど働く。その後独立して、テレビCMの制作や文化イベント、スポーツイベントなどに関わる。NYに移住して間もなく、まだ本も出していない無名だったマンタック・チアと出会う。現在でも日本人で唯一人のヒーリングタオとチネイザンのシニアインストラクターになる。中国武術のレジェンドのリージェン・フェンの弟子として氣功、太極拳を学ぶ。瞑想、太極拳、氣功などを大学や全米で教える。オランダでのビジネス・ライフコーチングの免許を取得。ニューヨークでは一部のセレブだけに知られているナチュラリーインテンスというフィジカルトレーナーの認定トレーナーでもある。全米だけでなく、TaoZen ライフ・プラクティスをヨーロッパ、アジア、中東などでも教えるようになる。日本でも不定期にTaoZen ライフ・プラクティスを教えるようになり、2007年に、日本で初めてチネイザンを教える。２０１１年に日本に戻って、東京を拠点に活動中。美味しいものを食べるのが大好き、毎年どこか行ったことがない国を訪れるのも大好き。

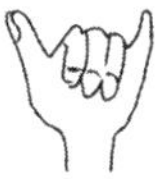

こんな感じでしょうか？　でも、僕の本質はこれではないんです。ただの外部的な動きです。じゃあ、何が本質かと言われても分かりません。この本に触れた方達も、自分のことを説明しようとすると、なかなか大変だと思います。肝心なところまで、響くような紹介は難しいですよね。

Bob Marly is not my name. I don't even know my name yet..
僕の大好きなボブ・マーレーが言った言葉。

チネイザンの紹介も、同じなんです。いろんな方法で、チネイザンを紹介してみます。本だけでは、難しいので、オンライン動画も準備しました（３１８ページを参照下さい）。でも、実際にチネイザンを体験していただいたり、学んでいただくのが一番です。そして、いつか僕にもどこかで会っていただけると嬉しいです。

この本について
Thoughts about this book...

チネイザンについての本を書いてほしいという声を、この20年くらい何度も頂きました。でも、なかなか踏みきれずにいました。その理由はいくつかあります。

1つは、施術を文章とイラストで説明することの難しさです。いつも思うことの一つですが、蝶結びって、大人は誰でも出来るのですが、これを文章だけで説明しようとしたら、もうほとんど無理。イラストをつけたとして、蝶結びを見たこともない人が、本で習得するのはかなり無理があると思うのです。まして人の身体と心に触れるチネイザンを文章とイラストや写真だけで学ぶことが出来るのだろうかと心配してしまうのです。

2つ目は、チネイザンは施術方法だけでは、ほとんど意味をなさないということです。後で、いろんなところで説明することになりますが、チネ

イザンは技術や知識だけではなく、その根本にある考え方や、感情や、哲学、他にもいろんな要素があって意味があるものです。この本質的な部分を大切にしたいという思いをどう本に込めることが出来るのだろうかという心配があります。チネイザンはお腹から始まって、臓器全てにアプローチしながら、感情、考え、生き方、心、そして魂に響くものです。だから、施術方法だけでは、本質が欠けてしまいます。

3つ目は、チネイザンが常に進化しているということです。日本で初めてチネイザンを教え始めたのが、2007年。その間に、少しずつ施術方法も説明方法も、解釈も進化しているということです。そして一見単純な施術にもかなり複雑な要素があるということです。もう30年ほど前に英語で出たチネイザンの最初の本の制作には、僕も参加しました。当時は、あまり知らないゆえの自信があったところがありますし、かなり分厚い本になったので、今でも教科書の様に使って下さっている人がかなりいらっしゃいます。しかし、実際には施術も考え方もそれから、かなり進化しています。本に書かれていることが正しいのではなく、あくまでも参考なところがあるものです。これが正しいという教科書の様になることに対しての疑問があります。

４つ目は、出来るならば、全てを網羅した完全な本にしたい。施術方法だけではなく、その元になっている精神的なこと、意図、意義なども含み、東洋哲学、東洋医学だけではなく、西洋医学や生理学なども含めたい。僕の経験や考えなどの具体的なエピソードなども含めたい。必要最小限の瞑想や氣功なども加えたい。そうするとゆうに１０００ページは超える莫大な量になってしまうということ。長年教えてきたチネイザンの養成コースには、最小限のハンドブックはあるものの、それはあくまでもコースのサポートのためのもので、実際のコースを取っていない人には、なんだか分からないだろうなあと思います。

では、なぜ今、ここでチネイザンの本を出そうと考えたか。

僕がチネイザンと触れ合ってきて学んできていること、考えていること、チネイザンとは何かということについて、不完全でも良いからまとめてみる価値があると考えたからです。僕が日本でチネイザンを始めた時には、僕だけでしたし、チネイザンという言葉も全く知られていませんでした。今は日本にも、タイにも他の国にも様々なチネイザンが出てきました。そういう中で僕が信じているチネイザンを少しでも伝えることに意味があるとも考えました。決して我々のチネイザンだけが正しいということではありません。でも、試行錯誤を重ねての自信のあるものではあるので、何か表現しておくことに意味はあると考えました。

チネイザンは、現代社会に、そして未来に役に立てると考えています。チネイザンは、触れ合うということ、深く繋がるということが根本的にあるものです。現代社会では、だんだんとそういう機会がなくなってきている感じを受けます。AI革命、デジタル革命の真っ只中に僕たちはいるらしい。そういう中で、触れ合うということが今後もっと貴重になり、大切になっていくのだろうと考えます。

この本は、チネイザンを学ぶ人、受ける人、興味のある人だけではなく、臓器と感情、身体と自分の生き方などに興味のある方、臓器に感謝してみたい方、身体の声を内側から聞いてみたいと思う方、自分本来の生き方を積極的に模索して実現していきたい方、に向けているつもりです。チネイザンの施術方法を学ぶというよりは、そこに流れている考えをお伝えしたいと思っています。チネイザンの施術の全部は、とても紹介出来ませんが、紹介する施術方法についての基本は、そのテクニックだけでなく、心持ちなども含めて説明しています。この本だけで、施術を習得出来るということはないと思います。少しでも参考になるなり、理解が深くなり、身体と心の関係で発見があることがあれば嬉しいです。

チネイザンを通して学んできたこと、気がつかせてもらった事の一部を、あなたに話すように書いたものです。ただ、書けば書くほど、どんどん書きたいことが出てきてしまって、まとまりがつかなくなったことにも、自分でも驚いています。紹介したエピソードも、数限りなく出てくることにも驚いた。

チネイザンは、お腹から始まって、全臓器にアプローチします。そして感情、心、魂に響き、一人ひとりの「本来の生き方」に響くものです。瞑想を中心にしたTaoZenライフ・プラクティスの一部であるチネイザンが、少しでも多くの人に役に立てたらという思いです。知識を得るための本というよりは、気軽に話を聞く感じで触れていただければと思っています。そして、どこかで、ほー、ah-ha!、そうだよねえって、腑に落ちたり、どこか心の隅っこで、ちょっとでも心に響くことがあれば嬉しいと思っています。

第２章

What is Chi Nei Tsang ?
チネイザンってなに？

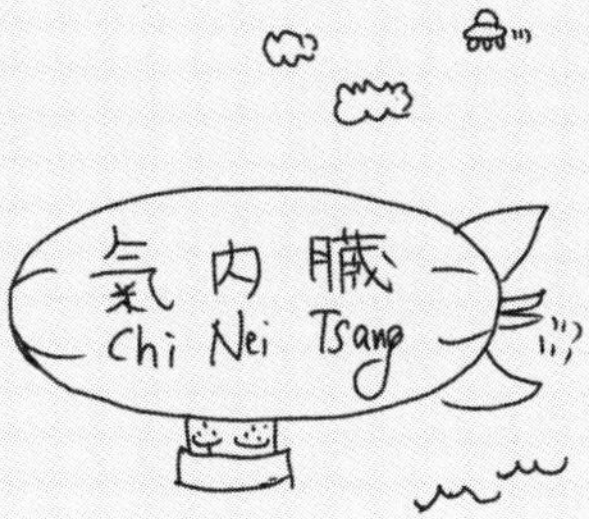

チネイザンは、古くて新しい
1986年、ニューヨーク州のウッドストックで始まった
Chi Nei Tsang origins at WoodStock Summer of 1986

チネイザンは、古代中国で発祥した氣功療法で、タオ（Tao）の仙人からの古い歴史のある施術方法、ということが、日本では一般的になっています。それは、実は僕が日本に初めてチネイザンを紹介した時に、そのように書いたのと、創始者とも言えるマンタック・チア先生が、当初そう言っていたからです。

実際には、正式にチネイザンが立ち上がったのは、1986年の夏、ニューヨーク州のウッドストックの近くにあったリトリートセンターでした。僕は、チネイザンの起源について、調べたり、いろんな人に聞き込みもしてみました。明確なことはわかりませんが、タイのバンコクのある天才的な施術者の元で学んだものが基盤になっているようです。それを氣内臓（チネイザン）と呼ぶようになったのは意外に最近のことでもあり、体系的になったチネイザンは、実はマンタック・チア先生と僕

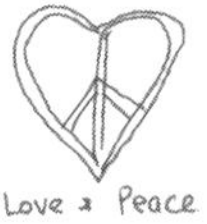

たちだったということが後で分かりました。ウッドストックといえば、１９６９年の有名なロックフェスティバルの開催されたところ。ニューヨークからは、車で4時間ほど北に行ったところ。ウッドストックの郊外の山の中の古いヨガのリトリートセンターで、マンタック・チア先生が毎年夏に数週間リトリートを行うようになっていた。１９７９年にニューヨークに移住した僕には、当初はお金も時間もなかったけれど、段々と時間もお金にも少し余裕が出てきていた。ニューヨークで、行われる彼のワークショップの手伝いもするようになり、全てのワークショップに何度も出ていて、インストラクターにもなっていた。

１９８６年の夏のプログラムに"Chi Nei Tsang"というものを行うことになった。これがどんな内容かは分からないけれど、まあ人が集まらないだろうということで、僕は友人を数人誘って参加したのが僕にとっては始まりになった。

何かの氣功法だろうと思って参加。それが、なんといろんな人のお腹を触る施術方法だとは。知らない人のお腹を触りたくなかったので親しい友人のジルと、フランス人の女性マリソールとの３人だけで練習した。

ジルは、サンフランシスコでチネイザン協会の代表をしている。マリソールもオレゴンで今も行っている。

まだ体系的にも理論的にも明確ではなく、試行錯誤が始まったばかりだった。これにもめげずに次の夏にも、高度な瞑想の週の後に、またチネイザンを行った。僕は、応援のためにまた参加。チネイザンというものが、世界中に広まるとは夢にも思っていなかった。チネイザンというものが、身体だけでなく心、魂、その人「本来の生き方」にも変化がある施術と、気が付いていなかった。僕がチネイザンと長い付き合いになるとも夢にも思っていなかった。

他人に触るなんて嫌だと思っていた、僕がどうして35年以上も続いているのか?

Why I am still practicing C.N.T. ...

知らない人のお腹に触るとか、しかも心を込めて触るとかなんて、とんでもないと思っていた僕が、どうして35年以上もチネイザンと付き合っているのだろうか。それは、チネイザンを通して学ぶことが沢山あるからです。臓器と心、タッチの大切さ、身体という存在と生き方の関係、感情と生き方の関係などについて、本当に色々気づき学ぶことが続いています。チネイザンが、いわゆるボディーワークという枠から外れていて、僕が本来追求したい瞑想に深い関係があることが分かってきたことが大きい。チネイザンを行って、驚くほどにクライアントの身体や生き方の変化があって、感謝されること。その変化が、実際に僕のチネイザンの効果なのかは分からないけれど、どうも人の役に立っているような実感、そしてクライアントもそう思ってもらっていることを共有すること。そこに明確な幸せ感があることを知ったこと、人に役に立っているような感じを共有出来る瞬間に、幸せだと感じるということが、何度も実感させられたこと、チネイザンは、施術としてもかなりユニークであること、施術方法だけではなく、大きなライフ・プラクティスであることに気がつきました。

触れ合う、深く人と繋がるということが、どんなに大切でどんなに難しいことかということも教えられました。そして、チネイザンのタッチが、AI革命の進む社会にとって、ますます重要になっていくだろうと思っているから。

こういう様々な理由で、チネイザンと長く付き合っていくことになり、これからも長く死ぬまで付き合っていくことになるだろうと思っています。

誰もチネイザンを知らない中で日本でのスタート
Chi Nei Tsang was not known at all in Japan...

知らない人に心を込めて触るのなんて無理だと思っていた僕が、チネイザンを学んでみたものの、それを使うなどとは思ってはいなかった。

ニューヨークにはチネイザンをするマサヒロというものがいるとどこかから聞いて連絡が来ることがあり、せっかく見つけてくれたのならと消極的にセッションをしていました。ニューヨーク大学やクィーンズカレッジ、そしてダライ・ラマも教えたことのあるオープンセンターでも、瞑想や太極拳などを教えるようになっていました。チネイザンのアシスタントをしているうちに、チネイザンの本にも手伝ってある部分を書いたりもしました。のちに日本語にも翻訳された分厚い青い「氣内臓療法、チネイザン」という本です。

日本にも、年2、3回は出張で行くようになりました。不規則だけれど、東京でも、瞑想やシックス・ヒーリングサウンズ（後述あり）や太極拳などを教えていました。

ある時に、山田幸代さんという方が、どうしてもチネイザンを日本語で教えてほしいというのです。僕は、日本語で教えたこともないこと、チネイザンの基本を学ぶにも15日くらい、120時間は必要なこと、それほど日本にいる予定がないということで、お断りをしました。山田さんは、現在はチネイザン協会の理事もしていただいていますが、なかなか諦めずに何度かアプローチするので、では、とりあえず1回1日でチネイザンの紹介のワークショップを東京でしてみようということになりました。

予想以上に人が集まってくれたことと、いらした方の真剣な学ぶ様子と、タッチのレベルの高さに驚きました。そうこうしているうちに、僕がもっと定期的に日本に来るスケジュールにもなりました。

ということで、日本でのチネイザン・プラクティショナー養成コースの第1期を正式に始めたのが2008年でした。すでに僕の生徒だった人を中心に、12名くらいのスタートでした。第1期には、山田さんはもちろん、今でも西洋医学からの観点で生理学、解剖学の講座を持っていただいている医師の曽東先生なども参加してくれました。チネイザンという言葉は誰も知らない中での、新鮮なスタートでした。

チェンマイのタオ・ガーデンでのチネイザンコースでも、教えていましたし、他のチネイザンスクールのことも知っていましたが、瞑想や氣功、そしてもっとチネイザンが本当に役に立てられるような統合的な細かいところまで行き届く内容と、全くの素人や、プロの方でも、最小限に学べるようなカリキュラムを作ってみました。結局、タオ・ガーデンでのチネイザンコースよりも詳しい内容で長い時間になりました。養成コースの具体的なプログラムなどは、後の章で紹介いたします。

超高級ウエルネス・リゾート、チバソムでのチネイザン スパメニューではなくホリスティックメニュー

Chi Nei Tsang became well known among the world celebrities...

日本では、ほとんど知られていなかったチネイザンですが、2000年頃には世界でも本当に限られたところでしか知られていませんでした。世界でも超セレブが集まるタイのホアヒンにあるチバソム・ウエルネス・リゾートでは、比較的早くにチネイザンを取り入れてくれました。チバソムのホリスティックマネジャーが、僕を招待してくれることになりました。とはいえ、チバソムがどういうところかも分からずでは、返答することも出来なかったので、とりあえず経験したいということでゲストで行ってみました。最低3泊以上で、一泊驚くほどの値段なので、かなり無理してですが行ってみました。とても快適だったことだけでなく、スパマネージャーだけでなくジェネラルマネージャーも、僕のチネイザンを受けてくれました。スタッフとも仲良くなり、早速年に一回、Visiting Master という大袈裟なタイトルで年末年始の一番忙しい時に毎

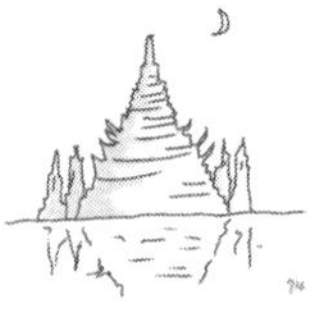

年2週間だけ勤めるようになりました。僕の我儘で、ゲストと一緒に食事が出来ること、夜は瞑想や呼吸法のクラスなども設けて貰いました。

ここでは、スパメニューと、ホリスティックメニューと、スポーツセラピーの3つのグループに分かれていて、僕のプログラムは　ホリスティックメニューでした。ナチュロパシー(naturopathy)やオルタナティブ医療（alternative medicine）、鍼灸などと同じ分野に入っていました。ホリスティック部門の方が、価格も高く設定されていました。スパの方では、オイルマッサージや、タイマッサージなどがあります。これは、チネイザンが、リラクゼーションではなく、ある意味でのホリスティックメディスン、統合医療的なことがあると考えられているからです。

僕は医療的行為だとは考えてはいませんが、リラクゼーションだとは考えてはいません。

チバソムにくる方は、健康やウエルネスには、非常に意識の高いゲストが多く、僕にはとても楽しい経験が多くありました。その後、他の高級ウエルネスリゾートからも声がかかり、インドのanandaやスペインのshaなどの高級ヘルスリゾートからも、招待されるようになりました。

誰でも知っている有名人や、世界のお金持ちにも、チネイザンや太極拳を教える機会が出来ました。その後、20年以来の友人になったクライアントも少なくありません。

こうして、いつの間にかチネイザンは、ある種のセレブを中心に認められる様になっていきました。こういう高級な場所でのチネイザンも楽しいのですが、無料で行うボランティアのチネイザンも重要だと考えています。チネイザンは、道具も必要なく、場所も選びません。インドでも、ケニアでも、ベイルートでも、スウェーデンでも、ちょっとした縁から、チネイザンを行った経験があります。お金を払えない状況での人たちへのチネイザンが、出来ることも本当に感謝です。

チネイザンが、僕の人生を豊かにしてくれたことに感謝しています。そして、これからもチネイザンを通して、いろんな人たちと触れ合うことがあることに、ワクワクしています。

チェンマイがチネイザンの本場？実はそうでもない
チェンマイには、20年前にはチネイザンはなかった

the Origin of Chi Nei Tsang....

最近、チネイザンが少し知られるようになって、どうも日本ではチネイザンの本場はタイのチェンマイだと思っている方が多いようです。でも、実はそうでもないのです。チネイザンの発祥がどこにあるかという と前にも説明しましたが、結構難しい。バンコクにいたムイ先生という方が名人で、どうもチネイザンのようなことをされていたらしい。

チネイザンの発祥に興味があり、調べているうちに、実際にムイ先生に学んだという人に数人出会った。マンタック・チア先生も、名人のクン・ニーも、ケンというマッサージ師もムイ先生に学んだと言っていました。それぞれ3人にも、僕は学びましたが、近代チネイザンは、マンタック・チア先生が中心になってまとめ上げたというのが、事実です。

その後、マンタック・チア先生が、ニューヨークを離れて、タイに戻ることになりました。ニューヨークでの彼の運営は、僕の小さな会社が

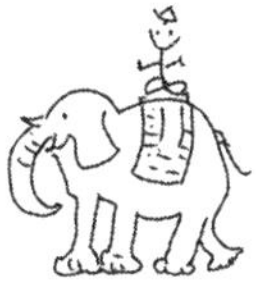

しばらくの間、引き受けました。チェンマイの郊外にタオガーデンを作り上げ、その際にチネイザンをスパのメニューに取り入れました。タイマッサージなどのセラピストはいましたが、チネイザンの施術者はいないので、僕たちが最初はタイのセラピストに教えました。でも、僕たちは、タイ語が出来ずに、英語もあまり通じない状況でした。後で紹介するクン・ニーをスパに迎えることにもなりました。

そもそも、タイは、マッサージが生活の中に密着している文化です。どんな田舎に行っても、家庭の中にも、いろんなマッサージが存在しています。最近は、そのほとんどが外国人向けになっていますが、本当にいろんなマッサージがあるなあと感心します。ちょっと怪しいものから、医学的なアプローチも含めたものや、瞑想も含めた深い内容のものから、様々で驚きます。大きな寺院の横には、マッサージを受けるところがあるのが普通です。市場でも、外に簡易なベッドを作ってマッサージを受けることが出来ます。もちろん、とても高級なスパでは、立派な部屋でのマッサージも沢山あります。どうして、こういうマッサージの文化になったか、その理由は良くわかりません。すぐに誰にでも、現金になる仕事だからだけではないと思います。

僕はタイにも縁があるようで、この25年くらいは、毎年のようにタイに行きますが、本当にいろんなマッサージを受けています。そういう状況の中で、特にチェンマイで、チネイザンがこの15年くらいのうちに急激に増えました。それは、このようなタイ独特のマッサージ文化があったからです。

彼女たちは、自分流にチネイザンを作り上げて行きました。そしてスクールも開き始めました。大変なエネルギーだと驚くほどです。当初は、僕も大体のチネイザンセラピストを知っていましたが、今はもう大勢いすぎて分からなくなりました。

ということで、実はチェンマイが、チネイザンの本当の意味では発祥の地でもなく、本場でもないのですが、数の上では、今は本場な感じになっています。僕たち数人がオリジナルメンバーでした。チネイザンの本質の精神は動かさずに進化しているという静かな自負があります。

オイルは、使わない。その理由。アイマスクも使わない

Why no oil. no eye mask...

最近のチネイザンはオイルを使うものが多くなっています。もともとチネイザンはオイルは使っていません。そもそもタイのマッサージは、オイルは本来は使っていなかったものでした。オイルマッサージは、インドや中近東からではないかと思います。

いつでも色々挑戦することは、とても大切だと思います。伝統だからといって、そのままで良いという訳ではなく、常に進化することは必要だと考えます。

僕はなぜオイルを使わない方法を維持しているかというと明確な理由があります。チネイザンでは、ごく細かい変化も大切に観察していきたいということがあります。皮膚のちょっとした変化、色具合、感触、乾いているかしっとりして来たか、ザラザラしているか、温度の違いなども、大切になってきます。皮膚の奥にある臓器の変化も出来るだけ、感じたいと思います。オイルがあると、ヌルッと滑る感じがあるので、微

妙な変化が分かりにくくなります。そして、おそらく施術者の方の変化や氣の流れなども、出来るだけ直接感じる方が良いと思います。クライアントも、施術者も刻々と変化があります。という訳で、アイマスクも使いません。微妙な感情の動きなどは、特に上瞼に現れることがあります。表情の変化、あるいは、変化の無さなども、重要な情報です。

では、なぜ、最近のチネイザンではオイルを使うようになったのでしょうか。おそらくオイルを使った方が施術者が楽だからではないでしょうか。それとクライアントも、リラックスしやすいからだと思います。クライアントも自分を見つめるよりも、リラックスしたい方も多いのです。

僕もオイルを使ったチネイザンも試してみました。施術者としても、受ける側としても。かなりリラクゼーションの方向に向かうかなあと感じました。それと「ほぐす」というマッサージになりやすいとも感じました。1日に何人ものクライアントを行うには、オイルを使った方がスムーズにいくのではないかと思います。僕も一時期、1日に8名ものセッションを行った頃がありました。そうすると僕の手もかなりガサガサになってきたりもしてくるし、細かい変化や心のケアなどはなかなか出来なくなってきます。チネイザンのセッションは、丁寧に時間もかけて、多くても1日3名くらいが適切なのかと思います。チネイザンは、なかなか贅沢なもののようです。

いろんなチネイザンが出て来ていることについて

Many New versions of Chi Nei Tsang…

いろんな形のチネイザンが出て来ています。それ自体は、良いことだと思います。オイルを使うとかだけではなく、アプローチも色々あるようです。痩せるとか、便秘対策とか、腸マッサージとか、アロマセラピーと合わせたり、も出て来ています。

「進化していかないと、なんでも退化している」という僕の一つの信念みたいなものがあります。そして進化ですから、たまには失敗もあります。それでも進んでいく必要があると考えます。と同時に、「長く続いて来ているものには、必ず何か大切なものがある。そしてその真髄は大切にする必要がある」という信念もあります。チネイザンの真髄は大切にしての変化ならば、大いに歓迎です。僕自身もチネイザンの手技方法などは、変化して来ています。

よく生徒に、昨年とは違うと言って、指摘されています。それが、より良い変化である時もあるし、そうでもない時もあります。他人の身体と心を扱う訳ですから、それなりの時間と訓練は必要です。養成コースでは、レベル1でも合計17日間はかけています。これでも足りないくらいですが、最低限このくらいのワークショップと、それに応じたケーススタディが必要になってきます。インスタントのものは、やはり味わいが少ないと思います。他のセラピーと混ぜることも、それが本当に良ければ良いと考えます。容易に、混ぜてしまうのは、もったいない。寿司もフレンチもほどほどのシェフが、フュージョンと言って格好よくやっているのも楽しいけれど、本物にはなかなか遠いかなあと思います。

TaoZenのチネイザンは、きちんとした技術を基本にした、統合的なアートです。瞑想、氣功、そして皆んなで話し合ったりすること、東洋医学だけでなく西洋医学などの知識も含めています。

クライアントに、本当の意味で役に立ちたいという気持ちを持ちつつ、

治すということではなく、出来るだけ批判や分析をせずに「そこに一緒にいる」を大切に寄り添い、応援することを大切にしています。そして、何よりも、僕たち自身が生きることを試行錯誤していくことも大切にしています。

腸マッサージではなく、全部の臓器にアプローチします すべての臓器が繋がっている

All the organs depend on each other..

何かチネイザンは、腸マッサージとか、お腹のセラピーだと、思っている人が多いようです。確かにお腹から始めますが、小腸や大腸だけでなく、すべての臓器にアプローチします。心臓、肺、肝などの内臓だけではなく、脳や皮膚や眼や骨などの臓器にもアプローチします。それぞれの臓器が生き物です。もっというと細胞一つ一つが生き物です。どこまでも生き物として扱うという気持ちを常に持とうとしないと、ついつい機械的になってしまうことに気がつきます。臓器は一つ一つ、かなり

確かなミッションを持って生きています。心臓ならば、どんなことがあっても、ポンプのように血液を全身に送ろうとしています。腎臓は腎臓のやるべきことを明確に認識して生きています。
ところが僕といえば、何やら色々迷っていて、何が生きるミッションなのかを見失ったり、悩んだりしています。
僕が生きているから、心臓が生きているわけでもないようです。心臓や肝臓が生きるのをやめると、僕もやめないといけなくなることがほとんどです。英語で my heart とか言いますが、自分が所有している訳ではなくて、むしろ僕の方が臓器に依存しているのが現実です。そして臓器たちは、お互いに存在を助け合って生きています。心臓だけ元気でもしようがない。肺が酸素をとり入れてくれないと。肺だけが元気でもしようがない。胃だけが元気でもしようがない。小腸が栄養を取り入れてくれないと。小腸だけが元気でもしようがない。お互いに、依存しながら、共存しています。その上で、僕が生きている。
大腸での施術をしていても、それが腎臓や肺などの他の臓器に影響があったりするのは、この繋がりがあるからでしょう。これに、心の関係や、仕事や人間関係なども、加わってくるので、チネイザンは益々、面白くなってくるのです。そして、自分の体内だけの繋がりだけでなく、他の人、他の生物、地球、宇宙との繋がりで、一つ一つが生きています。

すぐに効果が分からないということの大切さ
the beauty of being complicated and ambiguous...

チネイザンの効果というと、腸の具合が調整されるとか、生理痛が緩和されるとか、痩せるとか、心のバランスが取れるとか、そういうことが言われます。僕は、これは、実は本当の効果というよりは、いい意味での副作用というか、良い反応だと考えています。チネイザンで治すとか、調整するということが目的ではなく、クライアントに寄り添って、本当の意味で役に立ちたいという気持ちを持ってセッションをしながら、クライアントが自分で変化していくのをサポートするのが、僕たちの出来ることです。

当初のチネイザンは、便秘や下痢の症状の緩和や、肝臓や腎臓などの具合の調整を目的にしたものとして学びました。それを目的に、僕も数年行ってきたのですが、それだと僕は、なかなか納得出来ない感じが残っていました。そもそも、症状の緩和ということが本当の解決方法なのかということ。そして、症状の緩和であれば、もっと効き目のある施術や薬があるのではないかということを感じていました。

では、チネイザンは何をしているのだろうと悩みました。この本でいろんな形で説明していると思いますが、チネイザンの真髄は、治すとか緩和するというところにではなく、「深いところで一緒に居る」ということだと考え始めました。その結果は、どうなるかは分からない。もしかしたら、分かりやすい形で出てくることもあるし、全く分からないこともある。都合の良いことも、都合の悪いこともあります。関連の全くないような形で出てきているようなこともあります。

例えば、気がついたら眠りが深くなってきているとか、自然にタバコをやめていたとか、いうようなケースもあります。仕事を変えたり、引越しをしたり、それがチネイザンがきっかけになっているかは分からないのですが、クライアントも僕もチネイザンが一つのトリガーになって

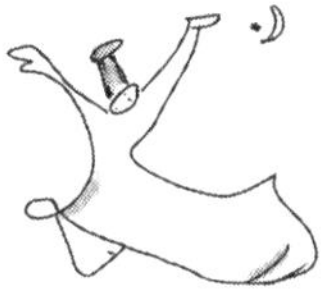

いる様な感じを受けることが多くあります。不妊治療を何年もしていたのが成功したとか、長年の腰痛がなくなったとか、それは偶然だけではないかとも思われることもあります。

パートナーシップの問題が明確になるとか、親との課題に向き合わないといけなくなるとか、長年実は気になっていたことが表面化するとか、一見都合の悪い、面倒臭いことになるケースも多くあります。また、全く変化を感じないという方も多くいます。セッションが終わって、ぼーっとして帰る方が結構いらして、自分の家に間違った電車に乗ってしまったということも多くあります。

どんな効果があるかは、分からない。良い効果があるかも分からない。実際に本当に大切なことって、そういうものなのかなあとも思っています。すぐに効果が分かることが、分かり易いことが、良いとは限りません。すぐには分からない、すぐには効果が出てこないことの大切さというものがあると考えます。

僕は、ニューヨークという、効果や結果を出来るだけ効率よく出すことのアメリカ文化の中心で、しかも広告というスピードと効果を重視す

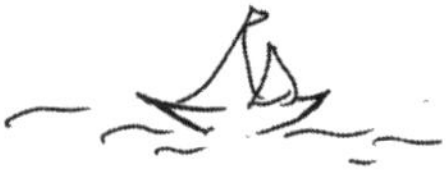

る仕事を30年ほどしてきました。その結果、僕が気がついたことの一つに、効果がよく分からない、そして分かりにくいことで、大切なことは、実は本当に大切なんじゃないかということです。生きている中で、すぐに効果があることも必要ですが、本当に大切なことは、むしろすぐに分からないことなんじゃないかと思います。生きがいとか愛とか幸せとか家族とかを考えてみても。

ここが東洋の、そして日本文化の素晴らしさの大きな部分ではないかと感じています。西洋文化の素晴らしいところは取り入れながら、日本文化、インド及び東洋文化の素晴らしさは捨ててはいけないと強く感じます。

チネイザンがなんであるか、チネイザンの効果はなんであるか、簡単には説明出来ません。でも、そこに何か大切なことが隠されていることには、強い実感と自信があります。

本来の生き方をサポートする Life Practice としてのチネイザン

TaoZen Life Practice... the art of living...

とは言っても、チネイザンは何なのか、何を目的しているのかを、出来るだけはっきりしたいという気持ちはあります。

この10年くらいの考えとしては、以下の様な感じでまとめています。

チネイザンは、

・全ての臓器の声を聞きながら、身体と心と魂に響きながら、出来るだけ健やかに進めるようにサポートする。

・その人の本来の生き方、あり方を積極的に模索することを応援する。

・クライアントだけの課題対策だけではなく、我々プラクティショナーが「生きるをアートに」を実行していく。

・自分だけの課題ではなく、人と、社会と、宇宙と、目に見えないことと繋がりながら生きていくためのプラククティス（行）。Life Practice の一つです。

まだ、満足したまとめ方ではないのですが、何か伝わると嬉しいです。
そして、この本を通して、何かを感じてもらえると光栄です。

チネイザンで顔がキラキラする インナーチャイルドが顔を出す
"Hello, Inner Child..."

先ほど、チネイザンの効果は分かりにくいと言いましたが、不思議な効果というか反応があるのも確かです。セッションを終えてのクライアントの顔が、どんな方でもキラキラするというか、目が輝くようになるんです。

美容系やファッションの仕事をされている方が多く来てくれますが、その方達が、セッションを終えてから鏡をみて、「あれええ、顔がスッキリしている。」「目が違うわ。」「小顔になってる。どうして?」「顔を触ってないのに、どうして?」などの反応があって、僕が気がついたことです。
その後、確認すると、確かに、そうなんです。僕の観察では、子供のよ

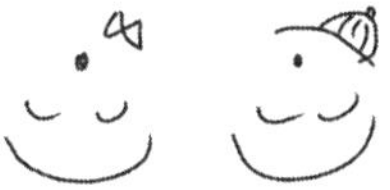

うな顔になるという感じです。その人の、きっと本来のインナーチャイルドがちょっと顔を出す感じです。目がぱっちりとか、小顔になるとか、リフトアップするとか、そういう外の変化よりは、何か内側からの変化だと思います。

他にも様々な良い効果に出会っています。僕はこれを、いい意味での副作用と呼んでいます。というのは、このような効果を目的にチネイザンを行っているわけではなく、とにかく心を込めて、でも込めすぎないで、チネイザンを通して一緒にいるということをしているわけです。

反応がどうなるかは、予想がつくときもありますが、予想を超えたところにあることが多いので楽しい。例えば、消化の不都合、便秘症などが緩和されるとか、生理痛が緩和されたとか、むくみが取れたとか、まあ、予想がつく反応はあります。そして、これが、短期的な効果なのか、長期的なことなのかは、冷静に観察しないといけません。

長年悩んでいた腰痛や頭痛がなくなったなどのケースもあります。不妊治療をずうっとして来て、諦めていたけれど、子供が出来たとかもあります。チネイザンのおかげです、とか仰る方がいますが、僕はなんかご自分での変化があるべき時に、偶然のタイミングでチネイザンがその時にあったとか、もしかしたらトリガーになったかもしれない位かなあと考えています。

仕事を長年辞めたいと思っていたけれど、辞めることが出来た。引っ越しをすることを決断出来た。家族問題に対処出来たとか。海外に行くことを決めた。親の死を認めることが出来た、などの変化も多くあります。これはチネイザンが身体を通して、心や生き方を確認するツールになっているのだろうと考えます。頭で考えていることと、身体が感じていることと、心が感じていることが、異なっていることが多いのですが、それぞれの声を聞く機会になっているのだと思います。

あんまり何も努力しないのに、何キロも痩せたというケースも、結構あります。

一見、都合の悪い変化がある時もあります。下痢が数日続く、その日は疲れが出て何も出来ない、数日は、人と会いたくなくなってしまう、やたら酒が弱くなったとか、家族関係はギクシャクした感じがするとか。これもチネイザンが、どのくらい関係しているかははっきりしませんが、ある意味では反応かもしれません。これをデトックス作用だという方もいますが、これも確かではありません。でも変化であることは確かです。こういう時には、諦めずに、チネイザンを続けていただくことを勧めます。瞑想をするとか、冷静に考えてみるとか、信頼出来る人に相談するとか、とにかく逃げずに前に進むことが必要だと思います。都合の悪い時、困難な時こそ、成長するチャンスであることは確かです。

チネイザンを受けるにあたって
Receiving Chi Nei Tsang

チネイザンは、基本的にはどんな方でも受けることができます。大動脈瘤や、妊娠初期の方、感染症の方など以外であれば、大体どんな方でも受けていただけます。消化系や、婦人科系の課題だけでなく、身体的な課題がある方も、もちろんぜひ受けてみていただければと思います。身体的なことだけでなく、人間関係や仕事のことなどでの課題をお持ちの方にも、ぜひ試してみて頂きたいです。

また、なんとなく、何がということも無いけれど、今の生き方が自分本来の生き方ではないのではないかと思われている方や、大切なことで決断ができない時などでも、ぜひ、受けてみてほしいです。

チネイザンは、人生相談でもないし、占いでもないので、答えが出るわけではないのですが、自分の身体の声や、臓器の意見を感じることがあるかと思います。

なんとなく、興味でいらしていただくのも、もちろん大歓迎です。そのなんとなくが、実は何か大切な縁であることが多いものだと思います。

この本でも書いてありますが、便秘を解消とか腰痛を解消とかいうような明確な効果があるとは限りません。そこだけを目標にはしていません。本来の身体のあり方、心のあり方、生き方を、まずは臓器を通して感じていただけることを重点に考えています。

大体の方が、セッション中は、なんだか夢心地になっていき、表面上は考えることが難しくなることが多い。その時に、実は潜在意識や潜在身体が動いています。すぐには、変化や効果がわからない時が多いかと思いますが、数日後にふと気づいたりすることがあります。

できたら、最初は3回から5回くらいは、続けて受けることをお勧めします。頻度は、2週間ごとでも、1ヶ月月後でも、2ヶ月後でも結構です。プラクティショナーとご相談ください。我々の認定プラクティショナーは、きちんとした基本技術を持っているだけではなく、瞑想や氣功なども学び、知識も豊かです。それぞれのプラクティショナーの個性を大切にしたいと考えていますので、違うプラクティショナーのセッションも受けていただくことをお勧めします。

心を開いて、チネイザンを受けてみて頂ければ、必ず何か発見があると思います。そして、受動的に受けるだけではなく、瞑想や太極拳、氣功、セルフ・チネイザンなど、自分で能動的に行える TaoZen ライフ・プラクティスも、ぜひ試してほしいと思います。

自分の身体のこと、心のことは、実は知っているようで知らないところが多いと思います。自分のことは、自分というエゴの色眼鏡で見ることしかできないみたいです。僕自身も、チネイザンを受けて、自分の色眼鏡の強さに気づかされることが多くて驚きます。そして、自分の身体、臓器、そして魂に、素直に向き合える瞬間を自然に作ってくれるのが、きっとチネイザンの大きな役割かなあと感じます。そうすると身体や、心が、自然に本来の力を出してくれることが多いのが、素晴らしいと感じます。

クライアントのあり方で、セッションの質も変わる

"Quality of clients..."

セッションの質は、いろんなことで変化があります。もちろんプラクティショナーのコンディションは大きな要素です。その時の身体や心の状態、基本的な技術の質、意図するもの。セッションをする場所も関係があります。部屋が気持ちがいいか、空気の質、音、光など。出来るだけ、整えることは助けになります。クライアントが、どういう意識で参加するか、ということもとても重要な要素です。クライアントが、リラックスだけを求めていたり、治療だと思っていたりすると、チネイザンの持っているミステリアスなところが出にくいです。

これまでに、いろんな人、いろんな国の人、いろんな文化の人にチネ

イザンをさせて頂きました。クライアントの質が高かったり、クライアントの心と身体がオープンだと、驚くほど高い質のセッションになります。施術をしているこちらが、感動させられることも多くあります。僕がセッションしているはずなのに、こちらが深くヒーリングされることも良くあります。

では、どういう方がセッションの質を高めてくれるかというと、簡単にいうと心が素直でオープンな方かなあと思います。瞑想をしている人とか、ヨガをしている人とか、知識があるという訳ではなく、チネイザンを受けることに、心が素直でオープンだということだと思います。あとは、生き方が大きな人です。お腹を触っていると、その人の生き方やあり方が、直接に伝わってくることが多くあります。その方の生き方に感動する経験も多くあります。健康だとか、美しいとかではない、生き方の味わいがあるお腹に出会うと、理由なく感動するものです。

チネイザンはアートだと、僕は思いますが、例えば、世界的な素晴らしいピアニストがちょっとしたカフェで演奏していたとします。有名なピアニストだとは知らずに、音楽がうるさいと思うと騒音になってしま

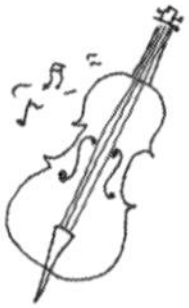

います。ミュージシャンが良く言いますが、素晴らしいライブ演奏では、スタジオでは出来ない不思議な質の高い演奏が出来ることが多いと。鑑賞者の質が、演奏者の質を高めているのでしょう。優れた絵でも、その絵の価値が分からないと、ただの飾りになってしまいます。アートは、美しいとか、分かりやすいという事が目的ではありません。本質的なことを、なんとか表現しようとしているのがアートです。アーティストは、鑑賞者によっても、磨かれていきます。チネイザンも、同様に、クライアントによっても磨かれていきます。いろんなクライアントに出会うことが必要だと思います。そして、どんな状況でも、どんなクライアントに対しても、自分がどんな具合でも、ある程度の高い質のセッションが出来るようになることが、必要です。調子の悪い時、状況の悪いところでのチネイザンを行って、僕が学んだことも多くあります。どこでもいつでも、出来るチネイザンは、そういう意味でも、「生きるをアートに」だと思います。

　ふと、あるシーンを思い浮かべました。僕が尊敬するチェリストの一人、ロストロポーヴィッチが、ベルリンの壁が崩壊した時に、一人普段着でバッハ無伴奏チェロ組曲を弾き始めた。椅子もなかったので、近所の人から椅子を借りたそうです。最初は反応は少なかったけれど、段々と人が集まり、大きな感動を呼んだそうです。

音楽も出来なくても、絵も描けなくても、目に見えないアーティストになれるはず。見つけてくれる人が、一人でも良いから。

Episode エピソード①

マンタック・チアとの出会いは、1981年ニューヨークのチャイナタウンから

Master Mantak Chia,my friends and teacher

チネイザンの創始者として、そしてTaoのマスターとして今や世界でも最も有名になったマンタック・チア先生（謝明徳）とは僕は、長い付き合いになっています。彼と初めに会ったのは、1981年頃だと思う。ニューヨークのチャイナタウンの小さなクリニックの待合室で数人集め

てのクラスだった。彼の知り合いの中国人の医師の待合室を夜借りて、毎週火曜日の夜に氣功のクラスをしていた。

僕は、1979年のクリスマスに正式に永住権を持ってニューヨークに移住したばかり。瞑想は自分で出来るけれど、太極拳は先生が必要と思って色々回っていた。どこも武術の形を教えるところが多くて、僕が求めているものとはちょっと違っていた。

ある人から、かなり内丹術を心得た人が中華街で教えているという話を聞いて、探し当てた。普通の中国のセールスマンみたいな雰囲気のチア（その頃はチアと呼び捨てだった）がいて、あとは3人ほどのアメリカ人がいた。彼の英語はなかなか聞き取りにくかったけれど、何か氣のパワーを感じたのと、彼の何か純粋なところに惹かれてクラスを続けた。確か6週くらいで一通りのものが終わるプログラムだったけれど、3回目くらいになると僕だけが残った。それを何回も繰り返していた。

彼は、どこかで有名になりたい、世界中で教えたいという強い気持ちがあったと思う。そのうちに、週末を使ったワークショップという形をするべきだと、ある有名なアメリカ人に言われて早速始めた。

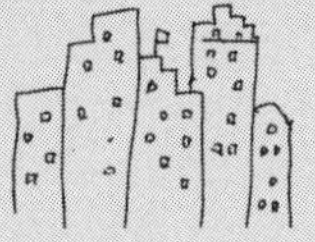

僕は、広告代理店で働き始めていたので、広告を手伝った。でも広告ではなく、本を出すことに集中した方が良いと強く勧めた。ちょうど同じアイデアを持ったアメリカ人の小さな出版関係のお爺さんと一緒に、本に集中するように勧めた。

行動力がすごいチアは、拙い英語でもどんどん本を出していった。あの頃は、カセットテープでワークショップを録音したり、ビデオを撮ってＶＨＳビデオカセットにしたり、今思うと凄い行動力だ。今でも、僕はその頃のテープを何本も持っている。

僕は、お金がなかったので、彼の広告などの仕事をしてワークショップ代に当ててもらったりしていた。ヒーリング・タオという名前や、ヒーリング・ラブという名前も、僕が提案したものだ。それまでは、シークレット・タオ・ヨガとか、シークレット・セクシャル・カンフーとか呼んでいた。この名前では怖い人しか集まらないと思ったので、別の名前を考えようとした。ところが、僕も彼も英語は第2外国語。それでもなんとか行き着けたネーミングだった。

それから彼の元に人が集まるようになってきた。何度も何度も、同じ内容のワークショップに出て、受付を手伝ったり、アシストで教え始めたりしていた。彼はビジネスセンスがあって、夏は、ニューヨークの郊外のリトリートセンターを借りて、数週間のリトリートをし始めた。僕は少しはお金も余裕が出てきていたので、必ず参加していた。ヨーロッパや全米から人が集まっての楽しいリトリートだった。食事も奥様が中心で僕たちが手伝って作ったりしていた。その頃からの友人が、まだ沢山いる。良い思い出だ。そして、ある時にチネイザンというものを教えるというので、なんだか分からないけれど、応援のつもりで友人数人と参加したのがチネイザンとの出会いだ。

スムーズに進んでいたヒーリング・タオだったが、なぜかチア先生は、タイに戻りたがっていて、それと自分で教えられる専用の場所が欲しかったという理由で、タイに土地を見つけて今のタオガーデンを作り始めた。

アメリカでもいくつかリトリートセンターを持とうとして候補地があって、僕も視察しにいったりしたけれど、コストがかかりすぎだった。

チアは、僕の先生でもあるけれど、それよりも友人だ。パーソナリティも、生きる上でのプライオリティも違うけれど、長い縁になっている。彼は有名なタオのマスターになったせいか、普通に真正面に意見を言う人は本当に少ないし、友人も少ない。僕は、出来るだけ正直に意見も言ってきているし、彼も僕のことを昔からの友人だと他の人に紹介している。チネイザンや瞑想についていても、同じようなメソッドをしていても、僕と彼は結構違ったニュアンスと目的を持っている様子だけれど、僕らは率直に意見も言うお互いに認め合う仲。

何か学ぶときに、何を学ぶかも重要ですが、誰から学ぶかがとても重要になってきます。どんな人でも、素晴らしいところもあり、弱点もあります。間違いもあります。先生を偶像化しないで、一人の人間として、どう感じるかが後々大切な要素になってきます。僕は、人間味のある先生が好きなので、完璧を演じるような先生はちょっと苦手かな。

生きていく上で、友人というのはとても大切だと思う。これは特にニューヨークで一人で切り開きながら生きてきて強く感じた結果の強い実感なのです。しかも友人というのは、いつでも出来るし、友人として価値を持って自主的に選択していかないと育たないものだと考えます。

いろんな形の友情があるとも思う。子供の時のように、隣の席だったとか、近所だったとか、そういうことで決めていくような受動的なものではなく、意思を持って育てる積極的な生き方が必要だと考えています。マンタック・チア師とは、チネイザンや氣功などを通しての同胞だけではなく、人間としての縁が続くと思っている。長年の縁なので、沢山のエピソードがある中、一つだけ。

マンタック・チアがタイに移住してから、ニューヨークには年に一度は来て、ワークショップを行っていた。そういう時には、僕のアパートに泊まりに来ることが多かった。彼がリビングルームに寝るわけだけれど、セントラルパークが見える景色が特に気に入っていた。

朝食は、よく2人でチャイナタウンに行って、朝粥などを食べた。そういう時に、彼はほとんど噛まないでどんどん食べる。僕も食べるのが早いけれど、それよりも飲み込むように早い。

「クラスで、よく噛んで、食べ物は液体になるまでになってから食べるように、と言っているじゃないですか」

「うーん、でも虎は噛まないで飲み込むか？」

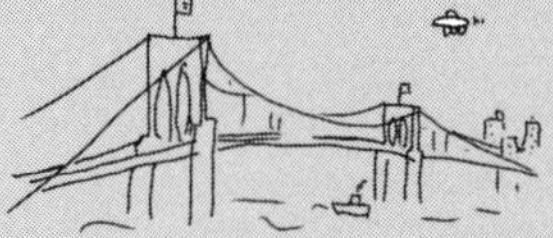

「あなたは、虎ですか？」

「笑」

　そして、2人はどんどん飲み込むようにして食べ続けた。

　チネイザンも、よく彼に施術を行って確認をした。いつでも、マンタック・チアは、すぐに眠ってしまってイビキが聞こえる。でも、時々起きた風で、「ああ、それは良いねえ。もうちょっと強くだなあ。」寝言のようなアドバイス。この才能は、どうも僕にも伝わったようで、実技試験などの時に、生徒によく言われる。どうして寝ているのに、分かるんですか？と。

シュウ・ウエムラさんと、吉本ばななさんが推してくれた
Ms.Banana Yoshimoto and Mr. Shu Uemura supported Chi Nei Tsang...

20年前には、世界でも、あんまり知られていなかったチネイザンですが、まして日本では全くと言っていいほど知られていませんでした。そういう中、シュウ・ウエムラさん（植村秀）と吉本ばななさんが、既にチネイザンのことをご存知でした。流石に、いろんなことに対してのアンテナの張りかたが、凄いです。

僕は、まだ日本に戻ってきたばかりで、日本では知人がほとんどいない状態でしたから、お二人の応援が、とても大きな力になりました。

シュウ・ウエムラさんは、世界でも知られている化粧品のブランドを立ち上げた方で、もちろん名前だけは知っていました。以前から僕の生徒でもあったサラというイギリス人が、日本のシュウ・ウエムラさんのところで働いていました。彼女を通して紹介をしてもらうことになりました。シュウ・ウエムラさんは、美を外側からではなく、内側からの美にしていきたい、と強く思っていて、内側からの健康と美というテーマ

で色々プランを練っていらして、チネイザンというものにとても興味を持っていると伺ったのです。ある日、東京ミッドタウンのエレベーターに乗った時に、一人の素敵な紳士が入ってきました。黒いスーツとTシャツを何気なくお洒落に着こなしている白髪のニコニコした紳士。思わず僕は、挨拶をしました。同じ階で降りるところだったのでどうぞお先に、と言ったところ、この反応もなんとも素敵な身のこなしでした。僕が用事を終えて、エレベーターに乗ったら、この紳士が一緒に乗ってこられた。笑って挨拶と軽い会話をしました。次の日に、サラの案内で、シュウ・ウエムラさんの事務所に伺ったところ、なんとその紳士がそこにいました。「おおお、君か。」サラが「どうして知ってるの」「いやあ昨日、エレベーターで2度も会って、ちょっと話しただけだけれどねえ。」

チネイザンにも、僕がやっている瞑想や氣功にも興味を持っていただきました。「では、ぜひ僕のチネイザンをうけていただけますでしょうか」「良いねえ、でも、ちょっと手術したばっかりだから、次回東京に来る時にぜひ。でも、ぜひチネイザンや瞑想を、僕のところでやって欲しいなあ」

次に僕が東京に来た時には、入院されているという事だった。そして、2007年の年末に亡くなられてしまいました。でも、ミッドタウンに開かれたスパのスタジオを、僕が使えるようにアレンジをしていただいていたので、そのスタジオが閉じるまでは、特別に使わせて頂きました。瞑想や太極拳や氣功を教えるのに使わせて頂きました。スタジオを閉じる際には、ヨガマットや照明などを頂きました。本当にもったいない方だと思っています。

またある時に、友人の紹介で出版社の編集者を紹介していただいていた時に、チネイザンの話になりました。その編集者が、吉本ばななさんが、なんか、そのチネイザンみたいなことを話されていたような気がするなあと、その場で吉本ばななさんに電話をされたのです。そしたら、そうそうチェンマイのタオガーデンとかいうところで受けて、面白かったと仰っているということでした。そこで、すぐにじゃあ、と、僕がチネイザンをさせていただくことになったわけです。数日後に、実際にチネイザンをさせていただきましたが、何か初めてお目にかかった感じが全く

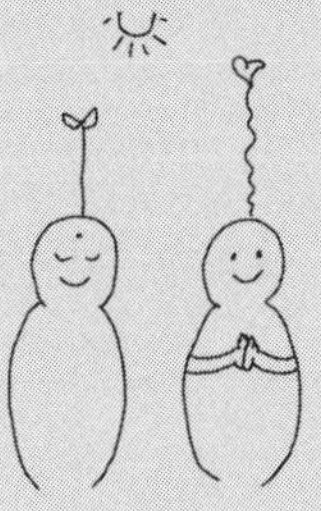

しなくて、すっかり古い友人のようにお話をしてしまいました。その後、僕にとって大切な友人の一人としてお付き合いさせていただくきっかけになりました。「セルフ・チネイザンタッチ」という本を作る機会にも繋がりました。世界に誇る現代作家ですが、いつでも本当に自然体でいらっしゃる素敵な方です。

僕のイタリアでのリトリートは、もう10年以上続いているのですが、その時に必ずシェフになって貰っているロザンナさんというトスカーナでは有名な料理人がいます。ロザンナさんが、東京にきて、我が家で料理を作った時に、吉本ばななさんに来ていただいたのですが、なんとロザンナさんが一番好きな作家が、ばななさんでした。世界中の有名人にイタリア料理を作ってきたロザンナさんが、緊張して料理を作っていたのが、面白かった。イタリアでは、スカンノ賞、マスケラダルジェント賞、カプリ賞など多くの賞を受賞している人気作家なんだそうです。

吉本ばななさんも、シュウ・ウエムラさんも、世界で活躍されていて、気取らないさり気ないオーラが輝いている、日本人として本当に誇れる方達です。この2人が、応援してくれたことが、日本でのチネイザンのスタートがスムーズに出来た大きな要因でした。チネイザンや、瞑想を通して、貴重な出会いに恵まれるのも、本当にありがたいことです。

第３章

Learning Chi Nei Tsang
チネイザンを学ぶ

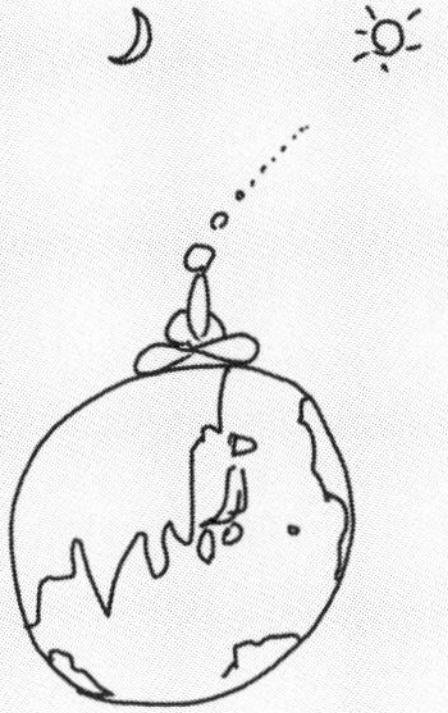

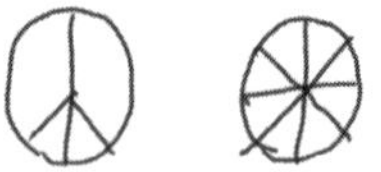

なぜセラピストと呼ばずに、プラクティショナーと呼ぶか？

the Practitioner,the Seeker…

TaoZen のチネイザンでは、施術者をプラクティショナーと呼びます。普段は、セラピストとも、施術者とも呼んでいません。また、先生でもありません。それには、いくつかの理由があります。

プラクティスというと練習という感じがするかと思いますが、実践とか実習とか、行為とかいう意味でもあります。医師とか弁護士はプラクティスすると言います。稽古をしている訳でもないのです。本気の行いです。まあ、別の言い方で言うと「行」です。でも行というとなんか苦行な感じで、あんまり楽しくないニュアンスがある気がします。

プラクティショナーという呼び方には、実は、隠れた修行者だという気持ちがこもっています。楽しい修行を、気軽な感じで実は真剣に行っている、そういう現代的な修行者です。修行者っぽくない方が、オシャレかなあというニュアンスです。ちょっとおっちょこちょいな修行者、

Ditzy Spritual Seekerです。

そして、TaoZenの養成コースに来てくれる方達や、瞑想のワークショップに参加してくれる方は、世界中、ちょっとオシャレで、ニコニコしていて、求道者とか修行者の様には一見見えない人が集まってくれるのが嬉しいです。

もう一つのプラクティショナーと呼ぶ理由は、クライアントと同等の立場にいたいという思いです。セラピストというと、何かクライアントに満足していただくことがやはり大切になってくるのだろうと感じます。チネイザンでは、クライアントはお客様で満足していていただかないといけないという感じでは取り組んでいません。クライアントのために、本当の意味で、出来るだけのことをしています。それがクライアントには嫌なことだったり、対処したくないことかもしれません。あるいは期待はずれかもしれません。でも、それが今出来るクライアントへのベストだったら、それが良いというところが基本にあります。また、先生というと答えを渡すとか、指示するとか、何か先生の方が偉いという上下関係的なところがある感じがします。

僕たちは、治すこともしないし、答えを与えることもできません。一緒に考えたり、応援することは出来ます。意見をシェアすることはありますが、それはあくまでも意見であって、指示ではないのです。一人の友人としての正直な意見をシェアすることはあります。本当にその方のためになると感じるならばの時だけです。

プラクティショナーという言葉には、このような思いがこもっていますす。現代的な隠れた修行者だという自負があります。終わりのない修行をさりげなくユーモアを持って進めたいという願いがこもっているつもりです。

正式には、チネイザン・プラクティショナー養成コースを終えて、必要なプロセスを経て、認定された方をプラクティショナーと呼んでいます。Life Practice の実行者だと思うのでプラクティショナーと呼んでいます。

どんな人が学ぼうとして集まってくるか？　愉快な仲間

the joyful gang...

チネイザン・プラクティショナー養成コースに、どんな人たちが集まってくるかというと、これが中々、面白い。だいたい、3分の1くらいの人が、何かセラピーなどをしている方たち。アロマセラピスト、タイマッサージ、整体、鍼灸、介護などに携わっている方たち。医師や看護師さんなども来られます。あとの3分の1くらいの人は、チネイザンをゆくゆくは行って、お小遣い程度にでも仕事にすることが出来たらいいなあと考えている方たち。マッサージなどを受けることにもとても興味のある人たちです。残りの3分の1くらいの方たちは、「なんとなく来ました」「気になったから」「何か自分に役に立てるかなあと直感で感じたから」「まあ、家族にでも出来たら良いかなとは思っています」という方たち。妻が良さそうだから行ってみたらという事で来ましたという男性も数人います。

他人に触られるのも、触るのも苦手なのに、なぜ来ちゃったんでしょ

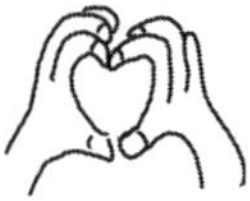

うねえ、というような方も毎期、何人もいます。僕の最初と一緒で、親近感を持っています。職業もまちまちです。バリバリのビジネスパーソン、自由業、主婦、お母さん、アーティスト、ファッション美容関係、無職、いろんなバックグランドの方が集まってくれます。年齢も20代から70代まで。日本では女性が8割くらいです。バラエティある仲間が集まるのが、とても素晴らしいのです。

長年、セラピストやマッサージをしている方は、学ぶのに結構苦労することが多いのも面白い。どうしても、手がスムーズに動いてしまったり、凝りをほぐそうとしたりする傾向があります。チネイザンのタッチは、臓器との会話のようなところを重視するので、スムーズなマッサージの動きとは違うのでしょう。また硬いところをほぐすということも、ほとんどしません。フェイシャルなどをしてきた方は、手順がきっと多いのだと思いますが、手順をテキパキと行いすぎの人が多いのも面白い。それが、見えてしまうのも、不思議。

人のお腹に触るなど、全く初めての事で、大変に緊張していて、汗びっしょりみたいな人が、急に何かが開けたように上手になるのを見ているのも、大変に感動的です。

子供連れの参加も歓迎です。チネイザンで世界を回って活躍してる梓さんが、東京のコースに聴講でいらした時に、驚いていました。

僕たちのチネイザンのワークショップに、2歳くらいの赤ちゃんが2人もいたことで。様々な瞑想やヒーリングのコースに長年出ている梓さんが、赤ちゃんがいるクラスは見たことがないと言っていました。彼女も全く修行者に見えない隠れた修行者です。僕は、赤ちゃんがいたり、お年寄りがいたり、いろんな人がいる方が健康なんじゃないかと思っています。

期の途中で、妊娠したり（結構こういう例があるのも驚きです）、仕事の都合で通うのが難しくなる人は、次の期でも補講して修了が出来ます。3年もかかって修了した人もいます。

とにかく、どんな方でも、学びたいという気持ちがある方は、大歓迎です。時間やお金の都合で学べないというのは、もったいないと考えます。

振り返ってみて、僕自身の人生で、お金や時間の理由で学べなかったことについては、後悔が沢山あります。だから出来るだけの応援やアレンジをしているつもりです。

教えている僕や、アシスタント・インストラクターの人たちが、何よりも感動するのが、みんなとても仲良くなることです。単に仲良くと表現出来ないような、人生の友人が出来上がっていくのです。

「この年齢になって、友達が出来るなんて、思ってもいなかった。」という方が必ずいます。僕には、このコメントが良く分かりません。友人や親友とは、いつでも出来るのではないかと思うからです。どんな年齢になっても可能です。　それにはどれだけ多くの時間を一緒に過ごすかではなく、どのくらい高い質の時間を一緒に過ごせるかが鍵だと思います。

いずれにしろ、なんでも話せる仲間が出来る、しかも、それぞれ期によってユニークなグループになります。本当に素晴らしいなあと感じます。それは、きっとお腹を出し合っているからかもしれないし、自由にいろんなことを話したりするからかもしれないし、チネイザンの持っている何か特別なものかもしれません。

なぜ、クラスではなくワークショップと呼ぶのか？
the workshops…

ワークショップと呼ぶのは、皆んなが参加して、自分たちで学んでいくという願いが入っています。クラスというと、何か教える先生がいて、生徒は一方的に学ぶという感じが強いと思います。もちろん学ぶことも沢山ありますが、参加者が自分の意見や体験や感想も表現して作り上げることが大切だと考えています。

チネイザンは、身体と心、そして生き方の気づき、発見が一番大切です。頭で決めつけずに、どんな些細な事でも気がつきそれを表現するということが大切です。

日本ではメモをとって、真剣に学ぶ姿勢が多くて驚きます。海外では、ほとんどの人が話している人の顔を見ながら聞いていて、反応をします。僕のコースでは、毎回メモ係を決めて、その人がメモを作って皆んなにシェアするようにしています。メモを書きながら学ぶ方法もあるとは思いますが、まずは感じてほしい、体験してほしい、発見してほしいという気持ちでそうしています。

同じテーマのワークショップでも、内容は同じでも、ニュアンスなどが毎回かなり違ってきます。それは参加者が違うこと、時間も場所も違っているからです。同じ曲を同じミュージシャンが弾いても、毎回何かが確かに違うのと同じような事でしょう。

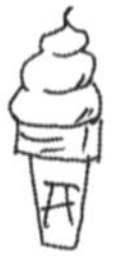

昼寝とおやつもある、大人の幼稚園がテーマ

the Kindergarten for Adults...

僕のワークショップは、大人の幼稚園というのがテーマです。どんな意見でも、どんな感想でも歓迎です。別に行儀良くしている必要もありません。寝っ転がって、アンパンを食べながらでも良いのです。トイレに立つのもいつでもＯＫ。ルールは、どこかに出かけるとか、早退とかの場合には、アシスタントなどに伝えてからにしてもらう事くらい。そうでないと迷子の捜索願を出さないといけなくなってしまいます。幼稚園なので、おやつとお昼寝があります。これは、僕が行うワークショッ

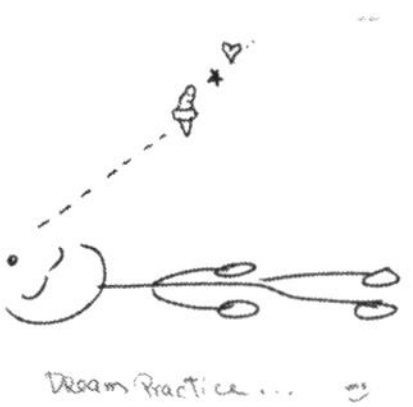

プでは、世界中同じです。ランチはみんなで出かけたり、バラバラに分かれて食べたり、お弁当を持ってくる人もいます。ランチの後は、みんな丸くなってお昼寝です。20分くらいの昼寝です。

なぜ昼寝があるかというと、これにもいくつかの理由があります。

1つは、昼寝をしないと午後のワークショップの時に集中出来ないから。ランチをお腹いっぱいに食べても、昼寝の後は、頭がスッキリします。僕だけでないはず、中学や高校の5時間目は、全く頭が動かなかったのは。

2つ目は、そもそもが、人間の普段の生活には昼寝が普通だったと考えられるからです。狩猟民族だったら、お昼はまあ獣も出歩いていませんから、こちらも昼寝でもしていた方が良い。農耕民族だったら、日差しの強い昼は木陰で集まって昼寝をしたり、くつろいでいたでしょう。18世紀に起こった産業革命以前は、大体の人間は昼寝をしていたに違いない。ところが産業革命以降は、効率とかの方が優先されてしまったのではないでしょうか。そして、人間は一人で寝ていたら危険です。獣に襲われたりしたら、走っても闘っても、あまり強くないからです。そもそも、人間という動物はある程度の集団で群れになっていて生存が出来る種です。そういう意味では、シマウマや、猿などと同じです。シマウマや猿が1匹でいると、まあ良い具合の餌になってしまいます。虎やライオンは、とても小さな群れで生きています。虎やライオンが50頭も一緒に居ると生存が出来ません。きっと、原始の人間からずうっと結構最近まで、人間はグループで寄り添って寝ていたのだと思います。文化やテクノロジーは、かなりのスピードで変化していきますが、身体や心はそんなに早いスピードでは進化していきません。

昼寝を一緒にすると、最初の日は大人が同じ部屋で昼寝はなんかなあっていう遠慮みたいなことを感じて居心地悪そうな人もいるのですが、3日目にもなるとこれが楽しみになります。ぐっすり眠っている人も、何かうつろなひと時を楽しむ人もいます。

どんな場所で行うワークショップでも、長いワークショップでは、昼寝をしています。パリの小劇場で行った時にも、オランダで50人ほどの重要な立場にあるエグゼキュティブの人が集まった瞑想と呼吸のワークショップの時でも大会場で昼寝をしました。イタリアの小さな村では街の真ん中の広場で丸くなって昼寝。これは実は、ドリーム・プラクティス（夢の行）というもので、いろんな方法があるのですが、まずは皆んなで昼寝の時間を楽しみます。夢は大切なものなんですが、僕たちのいる現代文化では、ほとんど価値を持たせていないのはもったいないなあと思います。

睡眠も夢も大事な生きるための栄養です。大企業でも、学校でも、昼寝の時間があれば良いのになあ。

おやつも欠かせません。午後に、おやつを頂きながら、いろいろお喋りするのも、心の栄養です。

養成コースの典型的な1日
one day at the practitioner course

毎回、プログラムによってかなり違う進め方ですが、典型的な1日を紹介してみます。

朝は、氣功などで身体を動かします。基本的な立禅方法や、スワイシュ、スイミングドラゴンや、陰陽の融合などの楽しい氣功も学びます。午前中には、その日のテーマの施術を学びます。例えば、お臍だったら、どうしてお臍なのか、お臍って何か、なぜお臍にアプローチするのかなどの話から、技術的な説明とデモンストレーション。そして、実際に施術をお互いにやってみます。その時に、アシスタント・インストラクターも何名か助けに来てくれるので、小さなグループに分かれます。修了生が、無料で聴講出来るシステムがあるので、先輩たちも混じります。

初めての施術の場合は、見ただけでは実感が分からないので、インストラクターが実際に施術をしてみて感じてもらったり、僕が生徒に施術してもらってフィードバックしたりもします。

そうこうしているうちに、ランチタイムになってしまいます。食べることが大好きな仲間が多くて嬉しい。良い仲間と美味しく食べることが出来るというのは、幸せの原点の一つです。

戻ってくると昼寝タイムです。ゆっくり起き上がって、簡単なストレッチ氣功と背中のマッサージ。そして瞑想。チネイザン瞑想として、インナースマイル瞑想やロータス瞑想などを学びます。

午後は、陰陽五行説や、身体と心についての理論的なことや、施術の復習、テーマを決めて皆んなで話し合ったりします。臓器と感情の関係を深く感じるシックス・ヒーリング・サウンズや、太極拳、観音氣功などの紹介などがあることも。その間におやつタイムが入ります。おやつのない幼稚園は悲しい。わいわいがやがやの楽しいひと時です。

解剖学・生理学に関しては、一期の修了生でもあり、僕が日本で初めて瞑想のワークショップを行った時にも出席してくれた曽束先生や、ニューヨークのクラスから参加してくれて、海外のリトリートにも何度か参加してくれている大北先生など、とても優秀でユニークな西洋医学の医師が来てくれて、講義と自由な質問の時間を設けています。自由に医師に質問が出来ることも貴重です。チネイザンの施術で医学的な疑問などがあれば、いつでも伺えるのも心強いです。

あっという間に1日が過ぎてしまいます。

世界一丁寧な養成スクール

The most comprehensive curriculum

僕たちの養成コースでは、中間試験と最終試験があります。中間試験と呼んでいますが、これはクラス参加者それぞれの施術がどうなっているかのチェックです。

僕とアシスタント・インストラクターが、全員の施術を受けます。15分ほどの施術を受けるのですが、これが結構大変です。そして、僕が代表してフィードバックをします。もちろん生徒からの意見や感想も伺います。そして最終試験では、フルセッションをしてもらいます。受けるのはプラクティショナーです。簡単な筆記試験もあります。修了してからも、勉強会や修了生のためのワークショップなども設けています。

世界中の正式なチネイザンのスクールのほとんどの事は知っていますが、これだけ丁寧に時間もかけて行っているのは、おそらく我々だけです。それは、僕がチネイザンを習った時に、全くの素人だったことの経験から来たと思います。世界にあるチネイザンのスクールで、我々のコースが一番、丁寧で手厚いという自負があります。中間試験後のパーティや、修了パーティなども、自由に企画されています。

人の身体と心に深く触れるチネイザンですから、レベル1で、基本はきっちりと学んで習得する必要があります。それは、精一杯の責任感だと思っています。学びたい、習得したいと思っている人には、出来るだけのサポートをしたいと願っています。そして、スクールを通じて、人生の友を作って欲しいと願っています。

プラクティショナー養成コースで学ぶ氣功や瞑想などを、いい機会なのでここで一部紹介します。いずれも、チネイザンを習わない方にも、単独でも学んでいただきたい内容です。

シックス・ヒーリングサウンズ（六字訣）：臓器と感情のバランスを取る

The Six Healing Sounds...

臓器と感情が密に関係があるということは、日常的には経験していることだと思います。落ち込んでいる時、ストレスがありすぎる時、焦っている時などは、食欲や消化に響きます。楽しい時、ゆっくりしている時の消化とは違います。心配が多い時、不安な時には、頭痛がひどくなったり、楽しいことがあったりすると頭痛はなくなったりもします。怒ると急に力が出る時もあるし、力が出ない時もある。緊張するとパフォーマンスが上がる時もあるし、下がる時もある。チネイザンが、身体だけではなく、感情や考えに影響があることは、知られていますし、確かにチネイザンに特有なことの一つです。

シックス・ヒーリング・サウンズ（Six Healing Sounds）という呼吸法でも氣功でもあるメソッドは、臓器と感情、心との関係のバランスをとる、非常にユニークなものです。これをプラクティショナー養成コースのレベル1の必須にしています。

シックス・ヒーリングサウンズは、六字訣というタオの行法を進化させたものです。主な臓器に心をむけて、音を静かに出しながら、簡単な動きをゆっくり行います。それに色（光）を加えていきます。

例えば、肺は、唇を横に開いてヒーという音、色は白。

腎臓は、唇を丸くしチュー、色は深い藍色。

肝臓は、子供を静かにさせようとする時のようなシーっという音、色は緑。

心臓は、口を開いてハァー。色は赤。

脾臓は、コーォという音で、色は黄色。

という具合です。

これは、五臓六腑、陰陽五行説にも関わりのあるメソッドです。五臓六腑は、実は六蔵六腑です。五行表には、いろんな要素を組み込んでいます。

肺は大腸、鼻、皮膚。感情的には勇気と落ち込み。

腎臓は、膀胱、目の下、体毛、そして、恐怖、柔軟性。

肝臓は、胆嚢、目、筋肉、そして、怒り、優しさ。
心臓は、小腸、舌、血、そして、傲慢さ、破壊、喜び、愛など。
脾臓は、胃、口、肉、そして、心配、不安、おおらかさ、平等感など。
それに、三焦に心包が加わります。

基本では、それぞれの音と色と動きを学びます。それだけでも、自分の臓器との関わりが深くなり、いろんな気づきがあり、自ずからそれぞれのバランスと連絡がスムーズになることが多い。これに感情のことを加えていきます。最初は、ネガティブな感情、例えば怒りを、音と光で優しさに変えていきます。感情や考えを変える事が出来るということが大変に重要です。

次のステップでは、もっと感情や心のワークになります。ネガティブと言われる感情をもっと見つめ直していきます。怒りなどの強い感情は、強いエネルギーです。それをどう見直して、どのように使っていくかが大切なことになっていきます。

シックス・ヒーリングサウンズは、プラクティショナーには、とても大切なメソッドです。クライアントにも、本当はとても有効なメソッドですので、プラクティショナーには、インナースマイル瞑想とともに、教えられるようになってもらいたいと考えています。このシックス・ヒーリングサウンズは、正確に知っていただきたいし、レベル1からレベル3までの深い内容もあるので、いつか本にもまとめたいと考えています。

オンラインでの、簡単な動画も参考のために用意いたしました。

（318ページ参照）

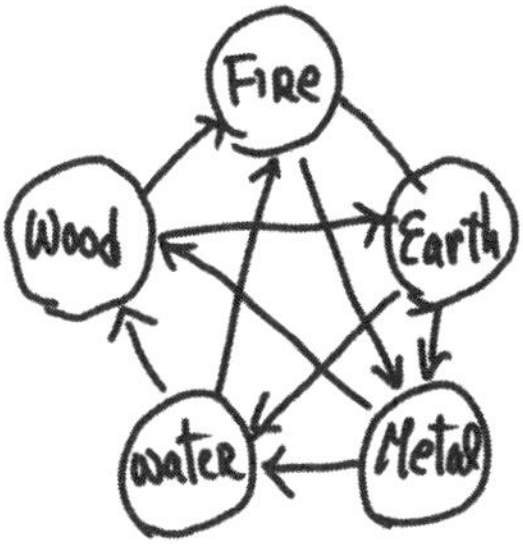

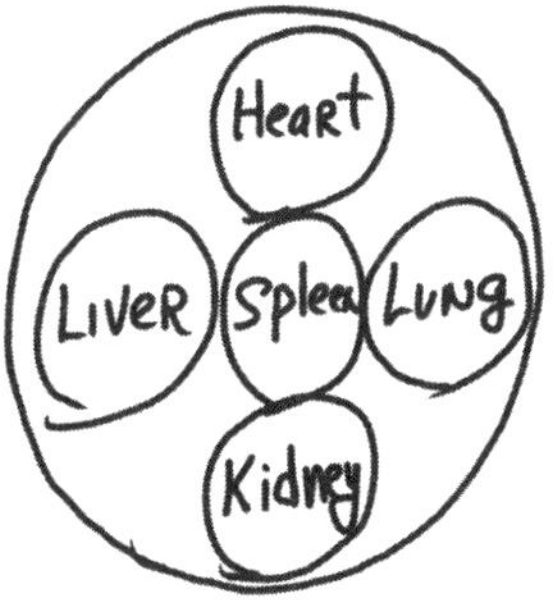

チネイザン瞑想の基本：インナースマイル瞑想とロータス瞑想

Inner Smile Meditation and Lotus Meditation

瞑想が、チネイザンを行うにも、学ぶにも、必須だと考えます。瞑想は、「本来の自分を生きる」というテーマで、最も有効な方法の一つです。瞑想が、人間が生み出し、育て上げていっている智慧の中で貴重な宝石のようなものの一つだということは確かです。

瞑想を日常生活の中で行う、瞑想を日常生活に取り込むということが、僕の大きなミッションです。

本当に沢山の瞑想方法を、多くの師から学んできました。その中でチネイザンの基本（レベル1）を学ぶには、インナースマイル瞑想とロータス瞑想と、さらに高度な小周天瞑想を必須にしています。

ここではインナースマイル瞑想とロータス瞑想を紹介します。

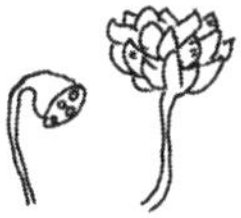

「インナースマイル瞑想」は、臓器に心を集中して、臓器に微笑む、感謝するという瞑想です。臓器あっての、自分です。その臓器に純粋な微笑むを向けると、臓器の方からも微笑んでくれます。微笑みというのは、全てを認めるという感じでしょうか。いいところも、不都合なところも含めて。

この瞑想は、シックス・ヒーリングサウンズとのコンビネーションがとてもスムーズです。主な臓器から始まり、骨や細胞までも含めてインナースマイルを広げていきます。

自分がもうダメと感じていても、臓器の方が大丈夫と感じていたら、全体的にはどうにかなります。ある臓器がもうダメと感じていても、他の臓器や、自分が、大丈夫と思っていたら、大丈夫。そんな関係が築き上げられます。

「ロータス瞑想」は、蓮の花のイメージを使った伝統的な瞑想方法。大きな蓮の花の真ん中に、座っている感じです。

ある種の呼吸法とともに、その蓮の花がゆっくりと開いたり、少し閉じたりする感じです。僕は、この瞑想を学んでから、15年ほどしてから、奈良の仏像を見て、柄のある座布団に座ってるんだなあと見ていたら、なんとそこに蓮の花のモチーフがあるのに驚いたことがあります。そう気がついて見てみると、いろんな仏像が蓮華の花に座っていたり、立っていたりしています。チベット仏教の瞑想でも、蓮の花のイメージを沢山使っていますが、気候の関係で実際には蓮の花はないのです。ロータス瞑想は、実はステップが9つもある複雑な瞑想システムですが、基本はとても馴染みやすくて、呼吸法にも役に立ちます。

チネイザンでは、クライアントと一つの大きな蓮の花に包まれている共有の空間が作れることが重要ポイントになってきます。その共有空間を作るにも、とても有効な方法です。

シックス・ヒーリングサウンズも、インナースマイル瞑想も、ロータス瞑想も、どんな方にも学んでほしいものです。

毎日出来る15分程の音声ガイドも準備しました。ぜひ試して下さい。

（318ページ参照）

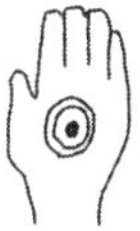

ブッダパーム氣功：手の力のパワーアップ

Buddha Plam Qigong...

ブッダパーム（仏陀の手のひら）という氣功は、手、指のエネルギーを高めるものです。特殊な手の動きを呼吸法とともに行います。手は、身体全体と、心とも繋がっています。また左右の5本の指が陰陽五行とも重なっていることも、なかなか面白い。人間は、後ろ足で立ち上がったことで、前足（手）が自由に使えるようになったこと、脳が発達したことなどで、大変に複雑な特殊な文化を生むようになってきた訳です。作業、仕事のほとんどは手と指を使います。

ブッダパーム氣功は、手や指のセンシティビティを高めながら、内側からのエネルギーを高めていきます。チネイザンを行う人だけではなく、セラピスト、アーティスト、料理人、手を使う人ならば、ぜひ体験してほしいユニークな氣功です。

愉快なチネイザンの名人、故クン・ニー
the likable Chi Nei Tsang Master ： Khun Ni

クンというのは、様みたいな言葉らしい。だから僕は彼女のことを長年、ニー様と呼んでいたわけだ。クン・ニーと会ったのは、もう25年くらいは前だと思う。タオガーデンも、ようやく本格的に起動してきて、スパも動き出した頃だった。クン・ニーは、何か天性のものを持っていて、彼女のチネイザンは心を動かすものがあった。他のタイのチネイザンのタッチは強めでほとんど全ての施術が痛かった。痛いと効くという認識がタイでも結構ある。日本にも痛気持ちいいのが効くという認識が結構あるけれど。

クン・ニーのタッチは、何か臓器の魂まで響くところがあった。素晴らしいセッションの時には素晴らしいけれど、なかなかのお茶目というか気分屋というところがあって、セッションの質に大きなムラがある。

「クン・ニー。これじゃあ、僕は金は払えないなあ。今日は、気持ちが入っていないよ。」

「ははは、マスターヒロ。確かにそうだねえ。明日またいらっしゃい。」

僕の名前は、マサヒロなのだが、どうもマスターヒロに聞こえるみたいで、タオガーデンの古いスタッフは今でも彼女と同じように、僕をマスターヒロと呼ぶ。で、次の日に行ってみれば、身体の具合が悪いから、お休みという具合。ところが道の横でタバコをスパスパしているのを見つけてしまう。

「おおおマスターヒロ、腕が痛くてねええ」とニヤッと笑う。僕もニヤッと笑う。

チェンマイに行くたびに僕は、クン・ニーに会いに行くのだけど、ある時、久しぶりに会うとオイルをどっさり使って、ゴム手袋をしてチネイザンをするのが自慢だった。

「ほら、悪いところをやると、ゴム手袋の色が変わるよ。ははは」

「それは、オイルで変色してるんじゃないか。ヌルヌルしていて臓器がわかりにくくないか」

僕は誰にでもストレートに言ってしまう癖がある。

「ははは。この方が楽しいよ。」

セッション中に僕がいくと、「ちょっと休憩したいから、ちょうど良い、マスターヒロ、ちょっと変わって」とさっさと消えちゃうこともよくあった。仕方がないので、僕が続けていると、まあ帰ってこないこと。1時間後くらいに戻ってくる。

「タバコ休憩、長すぎ!」

それでも笑って誤魔化される。

彼女は、カルサイ（後で説明しますが、生殖器へのアプローチの施術）の名人でもあった。彼女のセッションを、そばで見てもいいかクライアントから許可を得て、何度も見せてもらった。

クン・ニーに数日間、朝から夕方まで、彼女のチネイザンを教わったこともあった。説明は、どんな症状でも腎臓が問題ということになることが多かったのも、面白かった。いろんな手技を学ばせて貰った。でも、一番学んだのは、手技ではなく、何かその奥にあるケアの力というか、彼女独特の存在だと思う。

「何度も聞いているけれど、教えてもらったフィーはいくら?」

「マスターヒロからは、頂けないなあ」

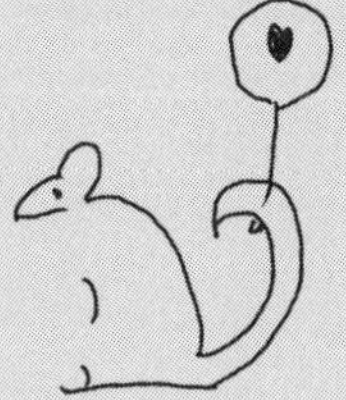

お金に可愛いくらいシビアなクン・ニーがこんなことを言っていた。それなりに支払ったら、喜んでいたのも懐かしい。

あの不思議な声と、身体から出ている愉快なオーラというか、それが彼女の名人たるものの一番の要素だと実感した。僕の生徒をクン・ニーに紹介する時には、必ず、「僕の生徒だから、きちんとセッションしてくれよ！いい加減はダメだぞ。」と頼んでいた。

この愉快な名人、クン・ニーが２０２４年に亡くなったことを 知らされて、驚いた。残念だ。愉快なそして大きな魂の持ち主だった。形にならない何か重要なことを教えてくれたことは確かだ。そして、彼女の本名がBanjong Lukphaiというのだったのが、その時に分かった。

『3人のプリンセス：多くの人の業みたいなものを含んだ感動のお腹』

"Three Princesses…"

デスティネーション・ヘルス・スパというジャンルでも、世界でも有数と言われている場所が東南アジアやヨーロッパ、中近東などに数箇所あります。そこでVisting Masterという大袈裟な名前で招待をされることがあります。そこで特別スタッフとして数週間そこに滞在しチネイザン・ライフ・セッションをしたり、瞑想、太極拳、呼吸法などのワークショップを行います。

誰でも知っているような有名人や、とんでもないお金持ちや、色んなゲストが大体は1ヶ月単位でそこに滞在するのには驚きます。食事もヘルシーで設備も素晴らしいという環境です。ここでの僕のサービスの料金の高さにも、僕もびっくり。その頃の僕の1週間の給与ぐらいだった。僕ならば絶対に払わない。でもお金というのは、非常に比較性の高いものだということも学びました。そこのゲストから、親しい友人になった人も多くいます。

僕にはどんな人に対しても、出来るだけ同じようにいたいというモットーがあります。無料でのサービスもするし、高額でのサービスも、同じように心を込めて行う、ユーモアをもちながらも真剣勝負だと思って行っているつもりです。

あるアジアの高級リゾートでの話です。僕のクライアントリストに、とてつもなく長い名前の前にPrincessというタイトルがある人がいました。サウジアラビアからの方です。こういう方に僕が実際に素手で身体に触っても良いのだろうかと思って、ホテルのマネジャーにすぐに問い合わせました。

「ああ、その方は常連の方で、ヨーロッパとアメリカで教育も受けていて、とても素敵なレディーですよ。普段通りにやってください。おそらく頭だけは何か巻いてらっしゃるかもしれないけれど。もちろん、これが母国では異性が触るなどは出来ない話だけれど。ここではOKだよ、マサヒロ。」

ということで、いらした女性は、洗練されたファッショナブルな美し

いレディーという感じ。スポーツもかなりやられていてスタイルも良く、英語もブリティッシュ・イングリッシュ、鮮明で社交的な方でした。楽しくセッションをさせていただきました。

僕が他のお客様とランチをしている時に、立ち寄って「明日の朝に、私の母のアポを取ったので、よろしくお願いしますね」と通り過ぎがてら言われました。プリンセスのお母様ということはクイーン（女王）だよねえと思っていました。

次の日の朝にいらしたお母様は、背が低めの小柄な、ちょっと小太りした静かな感じの60歳代後半だろうと思われる上品な女性。確か黒い伝統的な服で入って来られたと思う。名前は、タイトルはプリンセス、そのあとは、長くってどこが苗字で、どこが名前か分からない、名前とも苗字とも思われるのが、いくつも並んでいます。

「昨日はお嬢様で、プリンセスだったので、お母様だからクイーンかと思ったんですが…」つい考えていることを、僕は呟いてしまう癖があります。

「ああ、いっぱいいるのよ、プリンセスって、正式な方だけでも数百人もいるのよ。クイーンはいないのよ。」

そうなんだとびっくり。なんかアラビアンナイトの世界に入ったような感じ。

セッションをさせていただき、僕は、その方のお腹の硬さと膨らみに、深い感動を感じたんです。お腹の大部分がパンパンでしかもその硬さというか重さが深い。お腹の硬い人は今までも会ったことはあるけれど、何か違う。彼女に取っては、この硬さと重さが結構負担になっていると は思うのだけど、そこを少しでも軽くしてあげられるかなあという気持ちはあったのですが、そんなことを超えた、もっと圧倒的な何かがあると感じました。

「この硬さと重さは、プリンセス、貴女が作ったものではなくって、貴方個人の責任での事じゃないと感じます。なんと言ったら良いか分からないけれど、多くの人のいろんな思いというか、何かそういうものが集まってきた感じです。それは今現在生きている人たちだけのものではなくって、歴史的なスケールの多くの人のことのようなんです。それがどこかに行かなくてはいけなくて、それを堂々と引き受けているのが、凄い。僕は、正直感動していらっしゃいます。大変な仕事をされていると感じます。」

そんなことを僕は感じたようで、そのまま表現せざるを得なかった。何か深い感動というか、畏敬の念を抱くってこういう事かなあと。

「全くそうですねえ。そうねえ、同感だわ。私、今までそんな事、気が付きませんでした。私のせいかと…」と静かに言われて、少しだけ涙。

「僕に今日、何か出来るということはないかもしれませんが、もしかしたら少しでも何か出来るかもしれません。きっと、大変に重要なことを知らないうちになさっているのだと思います。」

僕は何に誰のために感謝をしているかは、言葉では説明出来ないけれど、感謝と尊敬の気持ちだけは、はっきりしていました。今でも同じ気持ちが僕の中で育っています。それは、その老いたプリンセス個人に対してというよりは、こうして誰にも知られることもなく、大きな仕事をしている人がいるということに対してです。どこにも向けられない不条理とも言える苦悩の様なものを、無言で引き受けてくれている。そして、静かに、その仕事を続けていくのでしょう。こういう人の多くがきっと女性だと感じますが、そういう人がいてくれて、とても重要な役割だという事を実感させられました。

小さな身体の中に、大変に大きな器を持っていて、しかもご自分で認識がないのが凄い。物腰の静かな方でした。

そしてその次の日に、その方のお孫さんのお嬢様がセッションにいらっしゃいました。20代前半の、活発な女の子。明るくてなんか、2人でたくさん笑ったセッションだった記憶があります。もちろんプリンセス何やらのなが～い名前でした。「楽しかった。明日私たち帰るの。サンキュー。」今はカリフォルニアの明るい女性みたいだけれど、どんな風に大人になっていくんだろうと思いを馳せた。

3人のプリンセスたちは、ダイニングもある大きな別棟の部屋に泊まっていました。おそらくプリンス（王子）たちと一緒に。一般のダイニングホールにはめったに来られないので、それっきりお目にかかりませんでした。

第4章

Chi Nei Tsang Session
チネイザンのセッション施術方法

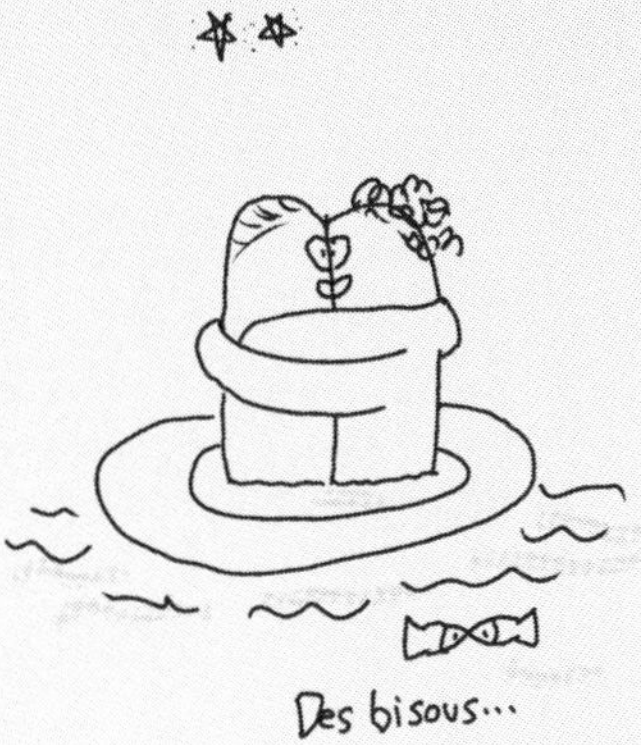

ここでは、具体的にチネイザンのセッションの一部を紹介しています。チネイザンを出来るだけ具体的に感じていただきたいと思っています。

典型的なチネイザンのセッション

A typical Chi Nei Tsang session...

チネイザンは、クライアントの状況に合わせて、セッションを組み立てます。だから、毎回少しは変わった組み立てになります。その中でも、典型的なセッション を紹介してみましょう。

まずは、最初にカルテを書いていただきます。ここで特に病気、課題などがあるかを確認します。手術を受けた場合には、いつ行われたかなどは必要な情報です。大動脈瘤などの場合にはチネイザンの施術ができないようなこともあります。

最初に、僕はあんまり細かい情報を聞かないようにしています。必要最小限のことを伺っておきます。というのは、あまり聞いてしまうと、こちらに先入観が強くなりすぎるからです。クライアント側でも、話す

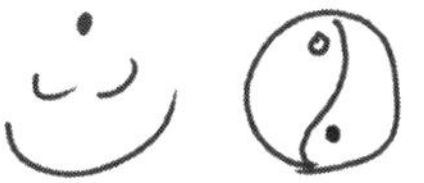

ことによって頭で考えてしまいすぎて、受け方が狭くなってしまうからでもあります。チネイザンには、直感やインスピレーションも大切な要素だからです。クライアントの動き方、声の出し方、いろんなことを、温かく観察する必要があります。観察というと冷たく感じますが、温かい観察です。

クライアントに椅子に座ってもらい、お臍と命門に手をかざします。プラクティショナーの瞑想のレベルによって、違いが出てきますが、共有の空間と時間を作ります。その後、仰向けになっていただき、お腹を出していただきます。この場合のタオルワークなどは、丁寧に行いましょう。

枕の高さは、首が楽なことが大事です。クライアントとプラクティショナーの距離感、方向などは詳細がありますが、ここでは割愛します。

伝統的には床で行われたものでしたが、床でも、マッサージテーブルでも、どこでもできるのがチネイザンの便利なところでもあります。

最初の実際のタッチがファースト・タッチになります。その後、ニーディングといってお腹全体に波を起こしながらお腹全体を感じる施術を行います。そして、お臍、大腸、小腸くらいまでは大体ルーティンになっています。

その後は、肝臓、脾臓、腎臓、皮膚、腎臓、卵巣、心臓、骨、脳、などの臓器へのアプローチが沢山あります。また、風門、丹田、空間と時間などの物質的でないものへのアプローチもあります。その中からクライアントのその時に最も合っていると思われる施術を組み合わせて進めます。この組み立て方は、自分勝手にならないようにして決めていく事が大切です。ここの組み立てができるようになってくると、本当に面白くなってきます。

そして、セッションの最後にクロージングとしてファンニングや、スキャンニングなどで整えます。最後にボーッとする数分があって、できたら、ちょっとしたホームワークをお渡しして、セッションは終わります。でもこれで終わったわけではなくポストコネクションも大切です。

以上が大体の典型的なチネイザンのセッションの流れです。どうしても75分から90分、それ以上のセッションになります。

さて、具体的に、レベル1で学ぶ基本的な施術について、簡単に説明していこうと思います。施術方法を文章で説明すること、文章や映像で学ぶことは、とても困難なことです。ただ、実際に学んでからの確認としては、とても有効です。

実際に施術をしていくと、基本的なこともとても大切ですが、ディテイルも同じように大切だということが分かってきます。どこまで行っても、終わりのない学びと追求です。近々チネイザンの技術的な細かいこともまとめた集大成と言える本も作りたいと願っています。

ここからは、大体の基本的な施術方法の紹介になります。

基本のコースで学ぶ施術方法の4分の1も紹介できませんが、少しでもチネイザンを感じてもらえるのではないかと願っています。

*なお施術に関しての説明は、右利きを想定してのことです。左利きの方は、逆になります。

また、動画も用意していますのでご覧下さい。（318ページ参照）

オープニング：大切なご挨拶
The Opening : an Important greeting

「クリエイティング・スペース。共有の時間とスペースを作る」
Creating the mutual Space and Time

最初にクライアントのお臍と、お臍の裏にあたる命門というところに手をかざします。全体を包み込むようにして、共有の空間と時間を作ります。その後に、短い瞑想セッションを行います。クライアントは、ただ目を瞑って座っていただくだけです。プラクティショナーが瞑想が進んでくると、一緒の場所と時間にいることによっての、情報がもう大変な量になります。僕の場合には、ここで見つけた課題を、実際に触るチネイザンで、身体のレベルでも確認して進めることが多い。

この共有の時間とスペースが、上手に出来上がると後のセッションがとてもスムーズに進みます。実は、ここの部分のことは、習得するのに、最も時間がかかるものだと思います。

チネイザンを行うにあたって、瞑想や氣功を学ぶことが大切な一つの理由がここにもあります。

ファースト・タッチ：施術の基本作り
The first touch

ファースト・タッチは、右利きの人は右手の労宮というツボをクライアントのお臍のところにそっと置きます。このシンプルなタッチが結構難しいんです。力を入れずに、そっと置くのですが、少しでも押しすぎると、余計な重さや強さを感じてしまいます。かといって、フワッと優しすぎると、物足りない。しっかり掴んで欲しいという感じになります。手や身体が大きな人は、そのタッチが重いかというとそういうわけでもない。手が小さくて、身体も小さいと、軽いのが良いかというとそうでもない。手が小さくても、何かずっしり感じるのが、納得感がある人もいます。どうもこれも生き方や、性格などが出てくるようです。

また、このファースト・タッチも、相互性があり、クライアントとの関係でも、どのくらいが最適かが決まってきます。ちょうど、握手とかと同じです。小さな手でも、多少強めに握る感じが納得できることもあるし、大きな身体で分厚い手で優しく握手されると納得感がある場合もあります。また相手によって、握手の感じも変わってきます。ビジネスで何か合意した時、初めて異性との握手、年齢の高い尊敬できる方と握手する時、それぞれ微妙に違ってきます。ハグも全くそうです。チネイザンは、ある意味、多様なハグです。

このファースト・タッチが、その時のセッションの基本のタッチになります。この重さをナチュラル・タッチと呼んでいますが、この重さや感覚が、お臍でも、大腸でも、丹田でも、全ての施術の基本スタートになります。

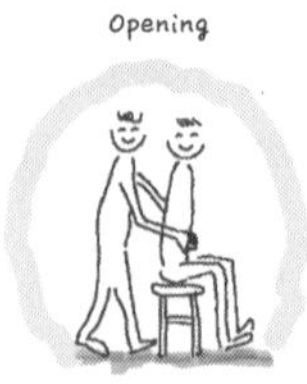

オープニング

〈施術方法〉

1 クリエイティング・スペース

クライアントに座ってもらい、お臍と命門から15cmほど離れたところに、両手の労宮をかざす。手の平は柔らかく、クライアントとの

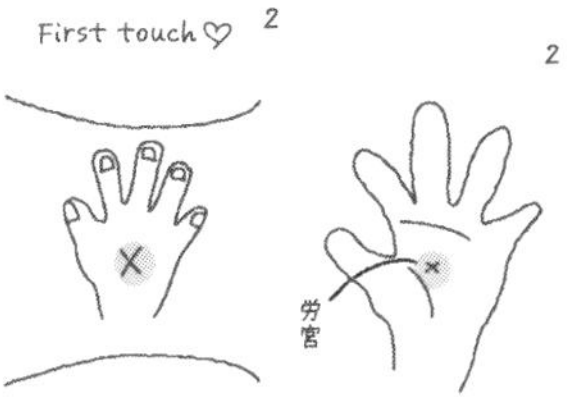

共有の空間をつくるように。

2

ファースト・タッチ

仰向けに横になってもらい、右利きの人は右手の労宮というツボを
クライアントのお臍にそっと置く。
※自分の手の重さを委ねる感じ。

3

クライアントと繋がりを感じたらゆっくりと離れる。

ニーディング：波を作る、海を感じる

Kneading :feel the wave and ocean

ニーディングは、お腹全体に波を起こしながら、お腹の状態をいろんな角度から感じようとする施術です。お腹という概念は、結構広くて恥骨から、肋骨のところまで、厚みは身体の厚さの4分の3ほどです。

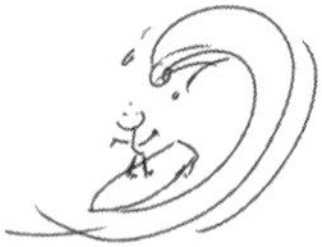

胃が痛くても、生理痛でも、腹痛でも、下痢でも、お腹の調子が悪いとかお腹が痛いと表現します。背中とか腰は、お腹の裏で結構薄いエリアを指します。手足を抜くと、お腹と背中、腰、そして胸と頭というのが普段の生活の中での身体に対しての概念です。まずは、お腹全体を触ります。

人間の身体の60％は液体と言われています。細胞になると80％ほどが液体と言われています。その液体は、蒸留水のような純水ではないはずです。ちょっといきなり詩的になってしまうかもしれませんが、僕は身体には海があると思っています。生き物のほとんどが、海から発生したわけで、海から出てきたために、多くの動物は体内に海を持つことが必要になったのではないか。人間の身体の中にも、古代の海があるのではないか。海には、深くて、動きがある。僕たちの体内の海も、深くて動きがあった方が良いのではないかと考えています。その海の中位の深さから初めは行います。これが先ほどのナチュラルタッチの感じです。深いところではどうか、浅いところではどうかと、色々感じようとして行います。

深い観察ですが、冷たい感じではなく、温かく見守るような観察です。必要以上に分析したり、批判をしないことが大切です。固いところをほぐしたりはしないで、海の感じをまずは鑑賞する、景色を鑑賞するという感じです。

手は、いつでもリラックスしている必要があります。指の力も最小限で行います。肩も身体も出来るだけリラックスしている必要があります。そうしないと、情報が通じてこない、コミュニケーションにならない。

何年やっても、ニーディングは奥深いものがあることで驚きます。このニーディングが、上手に行くとセッション全体の組み立てなどが自然に決まってくるようになります。そうなるには数年はかかりますが、そうなってくるととても楽しい。

ニーディングは、イラストのように7つの順番に行うことが基本です。お腹の場所や波の方向に寄って、施術方法が変わっていきます。

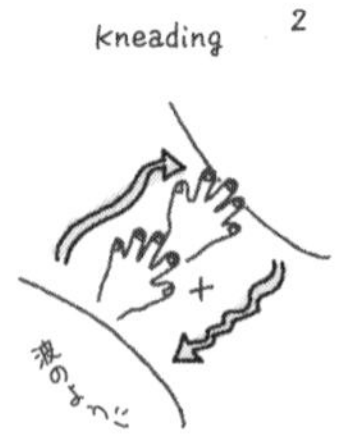

ニーディング

〈施術方法〉

1 両手を縦に重ねるように、手の重みでお腹の真ん中にタッチする。手のひら全体を密着させ指の力を感じさせないように、手を柔らかく使う。

2 右手と左手の動きを交互にゆっくりと動かす。肋骨と腸骨の間のエリアをまんべんなく触れる。
※波を起こすような感じ。押す力と引く力が同じになるように注意する。

3 最初はファースト・タッチと同じような深さで、次にもっと深いところ、浅いところを静かに波打つように行う。

4 お腹全体を触るために、全部で7つのセクションで行う。

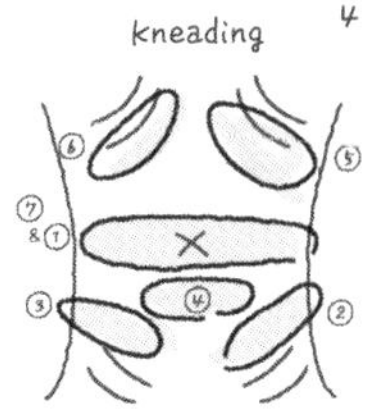

①お腹の真ん中　②左の腸骨ぎわ　③右の腸骨ぎわ　④下腹　⑤左の肋骨ぎわ　⑥右の肋骨ぎわ　⑦もう一度真ん中
※お腹全体を触ることで、お腹のそれぞれの場所から様々な情報を得る事ができる。

お臍：命のネットワークのシンボル
Navel...

なぜ、臍から始めるのか
Why do we start from navel?

次にお臍になります。どの臓器よりもどうして臍から始めるのかなあと、ずっと考えていました。
日本では、伝統的に、お臍は、身体や心のど真ん中と捉えています。レオナルド・ダビンチが書いたと言われているウィトルウィウス的人体図は理想的な人体を描いたものとして有名ですが、正方形と正円の真ん

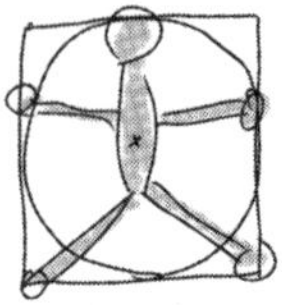

中に臍がありますｓ。navelはお臍のことですが、中心という意味でもあります。真ん中から、始めるというのは、かなり勇気のあるアプローチだなあと、いつも感じています。
世界中のお母さんたちは、赤ちゃんの具合が悪い時に同じようなことをします。まず、抱きます。抱いて少し揺らして、言葉が通じなくても何か「どうしたの？」とか言いながら。それから、赤ちゃんなので、お腹も胸も一緒みたいなものですが、お腹か、背中を優しく摩ります。手とか足とか頭から触り始めることはまずありません。
お母さんのタッチというのは、素晴らしいタッチの典型だと考えます。どのように触るかの技術ではなく、どうにかしたいとか、大切だという心で自然に行っています。どう触ったら効果的かとかは考えていません。チネイザンも、このお母さんのタッチのことを忘れないようにしたいと考えます。
一方、赤ちゃんは、お母さんに触ってもらいたいわけで、どんなに心情的にも、技術的にも豊かでも、仮に僕が通りすがりで、その赤ちゃんを抱いてもかえって大泣きになることが多いかと予想できます。誰でも良いという訳にはいきません。いろんな要素があってのヒーリングタッチということです。

とにかく、お臍にアプローチするということは、クライアントの真ん中から堂々と触れるということで、プラクティショナー自身が心と度胸を整えておくことが必要です。

お臍ってなあに？臍は命の壮大なネットワークのシンボル

A symbol of the life network

お臍とお腹には「お」をつけるけれど、お心臓とか、お肝臓とは言わないのは、なぜだろう？　臍という時とお臍という時とは、ニュアンスがかなり違ってきます。臍というと、ちょっと物質的かなあ、お臍というと何か親しみがある感じかなあ。

臍は、臍の緒（臍帯）が繋がっていた跡で、今は機能なし。みたいな定義をある医学書で見つけたことがありました。今は機能がなくなった傷跡だからといって、意味がない訳ではないと考えます。小さい時に大好きだっ

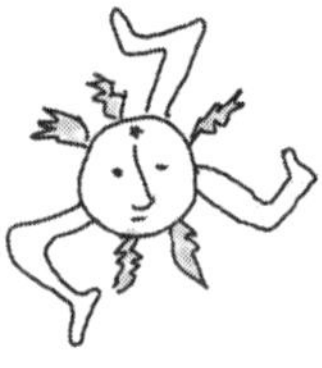

た犬や猫がいなくなったから、もう意味がない訳でもないですよね。
お臍の緒は、胎児の時に母親の胎盤に繋がっていて、そこから栄養をもらっていました。生きるためには、代謝をしなければいけません。そうすると不廃物が出ます。それを羊水に流してしまうと自分の海、環境が汚れてしまい生きていけなくなってしまいます。ほとんどの不廃物は臍の緒を通して母親に戻します。お母さんは、その処理の方法を知っているわけです。臍の緒は、ライフラインとして、とても重要でした。おそらく、栄養だけでなく、様々な情報なども行き来していたはずです。その跡に、今は意味がないということは考えにくい。
臍の繋がりを考えると、壮大な命のネットワークに広がります。一人の人間が生まれたということは、その父と母が交わったからです。雄と雌の融合ですが、これが本当の父とか母とかである必要は、生命としては問題にはなりません。臍のネットワークは、お母さん、お婆ちゃん、曾おばあちゃんと、何代も繋がっている訳です。人類、ホモ・サピエンスの発生が40万年前とも、20万年前とも言われています。ホモ族の発生は250万年ほど前と言われています。ずうっと臍のネットワークが繋がっているから、僕たちがここにいます。それが切れていたら、ここに来なかった訳です。そして、人間は絶滅危惧種ではないので、未来に向かってもまだまだ続きます。

そして、今、一人のクライアントのお臍の施術をしているときに、どこかにこの雄大な命のネットワークの一つの点を揺らしているというイメージがあるとないとではかなり違ってくると思います。

淡々と心を込めて、臍の周りをゆらゆら小さく回すと、もしかしたら、お婆ちゃんにはその揺れが少なくても、５百年前にいた先祖の男に、すごい揺れが起きているかもしれない。１００年後に生まれる人が大揺れしているかもしれないとイメージすると楽しい。妄想かも知れないけれどと分かっている限り、大きなロマンを広げてみる事は良いと思います。どんな大事な悩みでも、本来の命の存在と比べると小さなものだと思います。

お臍のポイントで、右上の方向は肝臓に向かっているので肝臓に効くとか、左下方向だと左の腎臓に効くということで当初は僕たちも説明していました。しかしこの説明は何か論理的な感じはしますが、実はなんか屁理屈になっていると感じています。ここを押すと、こう効くというのは、大体はその可能性が高いとか、そういうことが多いという示唆であって規則や決定ではないのです。人間、生命は、もっとミステリアスで、複雑です。

実際、臍へのアプローチを行っていると、方向が肝臓に向いているから肝臓に効くというようなことではない経験が多くあります。お臍へのアプローチでは、いろんな事が起きます。クライアントが昔のちょっとした思い出を、事細かく思い出して、その時の匂いや影や温度まで感じるとか、なんだか分からないけれど涙が出てくるとか、色が不思議に動くとか、急に不安になってきたとか、悩んでいたことに対してふと決断ができたとか。

こうして、臍を丁寧に行うと様々な事が起きることが多いのも不思議です。

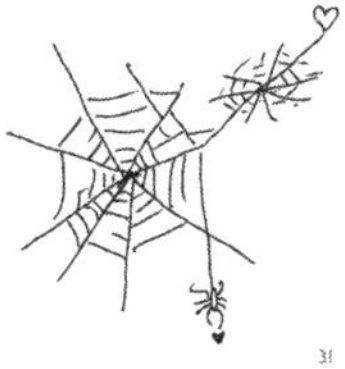

七世代瞑想で実感する壮大な命（臍）のネットワーク

the Seven Generations Meditation…

臍の繋がりの話をしましたが、このネットワークが実に複雑なんです。現実には、一般の家系図のようにはなってはいないのです。どんな家でも複雑な事が、どこかで起きています。犯罪者や水子や反社会的な人など都合の悪い人は家系図に入らないだけでなく、いなかったことにされてしまうことが多いです。また実際に血の繋がりがない養子なども家族の中に普通にいるのです。

僕が組み立てたもので、「七世代瞑想」というものがあります。簡単に説明すると、自分を基に、七世代遡ることをします。実際に分かっている人だけではなく、想像の人や、遠い親戚、血の繋がっていない家族も含めて、空想上の家系図のようなものを大きな紙にどんどん書いていきます。最初は頭で書いていこうとするのでなかなか進みませんが、ある種の瞑想を組み込んだりしていくうちに、どんどん止まらない感じになっていきます。自動書記のように誰でもなります。

この七世代瞑想は、泊まりがけで最低3泊は必要です。ある年には、タイのチェンマイで5泊で世界中の人が集まって行ったのですが、6日間でも終わりませんでした。次の年に続きを行って、全員、終わったという実感を全員が持ちました。そのくらいインテンスなメソッドです。日本では、3泊で行えるようなプログラムでも行っています。

七世代瞑想のことを、詳しく説明するとかなりの量になってしまいます。チネイザンを行う際にも、自分の生き方を考えるにも、とても有効な発見が多くある瞑想方法です。

命のネットワークが、とても複雑で、強力で、有機的だ

Life Network, the magical connections...

命のネットワークは、平面ではなく少なくても3次元以上のもので、蜘蛛の巣が多方面から入り込んでいるような繋がりだということ。時間も場所も織り込まれてくるので、かなり抽象的な構造です。筋膜や植物の構造デザインの基になっているとも言われているテンセグリティが多方面から

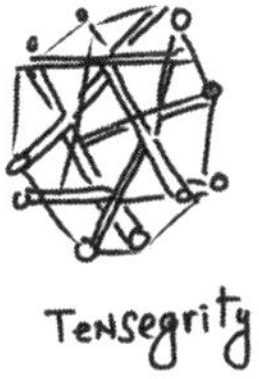

重なっているイメージです。テンセグリティとは、全てのパーツが繋がっていて1箇所が動くと、全てのパーツに伝わって、それぞれが連動して別々の方向に動くことによって全体が保たれる構造システムです。

この複雑に繋がっているというイメージが実はチネイザンにとても重要です。身体自体の繋がりでも、心の繋がりでも同じです。複雑で動きのある連携があります。僕たちが一人で生きていけないこと、存在できないことも確かです。他の人間がいて、存在できます。人間同士だけではなく、他の動物や植物、山や川、月や星もあっての存在です。

ある人の臍を丁寧に振動させると、どこが激しく振動するかが神秘的です。何代も前の幼く亡くなった子供のエネルギーが大きく触れる可能性もありますし、もしかしたら、5代未来の人が触れるかもしれません。仕事の上司のエネルギーが触れるかもしれません。いずれにしろ、この壮大な臍（命）のネットワークから見たら、僕たちが百年生きても、本当に小さな一点です。ほんの一瞬みたいなものです。それで、今を生きているという訳です。こういう視点から、じゃあ、自分は今、ここで、どう動くのか、どう生きるかがテーマです。

いつもこのような事を考えている必要はないのですが、こういうイメージを持って今、心をこめて施術を行うという事が重要です。これをクライアントに説明する必要はありませんが、無言で伝わる何かがあると信じています。

自分に子供がいてもいなくても、命のネットワーク自体には関係がない

Children are the gifts from Universe, not owned by the parents...

人間の命のネットワークは、しなやかで弾力性もあって、強靭です。だから絶滅危惧種ではないのです。大きな戦争があったり、大きな自然災害で、多くの人が亡くなっても全体から見ると大丈夫です。始まったものには、どこかで終わりはあるでしょうから人間もどこかで消えるでしょうが、とりあえずは心配はないのです。

自分の子供がいるかいないかは、個人としては大きな事ですが、命のネットワークから見ると、ほとんど問題ではありません。僕が男だから

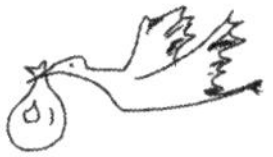

感じたことかも知れませんが、どこの国でも何人か子供を育ててきた女性には、どこかに自尊心があって、それは良いのですが、時としてちょっと傲慢さのようなものを、感じることがあります。一方、子供を産まない女性には、何か隠れた劣等感みたいなものを感じる事が多いのです。でも、命のネットワークは、自分の子供を作らないからそこで切れるとか、終わると言うことはないのです。ネットワークは、穴を包み込むようにして繋がっていきます。

子供は、宇宙からの大切な預かりものです。だからどこかで返す事が必要です。子供は、誰かに所属していません。もっと大きな何かには、所属しているとは思いますが、親が所有してはいません。

こんな事を、チネイザンを通して何度も実感してきました。だから、子供を産んだからとか、産まなかったからとか、結婚しているとか、した事がないとか、離婚したとかで、劣等感や優越感を持つことは理解は出来ますが、意味はほとんどないと確信します。

どんな子供でも、誰の子供でも、宇宙からの宝物です。どんな生き物の子供でも。

お臍へのアプローチの心得

minded for navel treatment

チネイザンは、どんな施術でも、明確な意思を持つことと、とにかく淡々と行って、全てに委ねることが同時にあることが重要です。

お臍ももちろん、同様です。お臍のポイントは実は限りなくあるのですが、一つの基準として12箇所で説明しています。時計のようにイメージして、12時が胸骨の方、3時をクライアントの左、6時を恥骨の方、9時を右側みたいに。

施術者の右の親指を3時のところにそっと当てます。この重さは、ファースト・タッチと同じです。でも触れている部分が指先だけなので、ちょっと深く入るのが普通です。そこで丁寧に右回りで直径4㎜くらいで回します。楕円にならないように、深さも変わらないように。

その後に、そっと深く入ってから同じように指先を回します。どのくらい深く入るかは、これは実際に何度も受けてみたり、行ってみないとなかなか分からないところです。痛いというところまでは入りませんが、十分に入ったというところです。その後は、いちばん浅いところで同じように指先を回します。少しでも軽くすると肌から離れてしまいそうなくらいまでの軽さです。

この3つの深浅で、かなり感じ方が異なってきます。軽いから意味が軽いわけでもありません。そして、次の場所に移動して同じように施術をします。移動する時、指を離す時には、気持ちが離れないように。ほんの1ミリくらいしか動いていないのに、クライアントは、2センチくらいは動いた感覚です。僕も頭では1ミリくらいしか場所を動いていないと分かっていながら、受ける側になると体感ではやはり2センチくらい動いた感じなんです。

僕たちの身体は、実に敏感でもあるということです。ちょっとした深さや移動やスピードの違いで、身体への響き方は違ってきます。この感覚を実感できて、表現できる人は、やはりかなり豊かな生き方をしているということになります。人によっては、全く分からないという人もいるし、色だとそこは明るい黄色で、ちょっと深くなると橙色かなあとか表現する人もいます。また感覚で、そこは悲しい感じで、そこはニコニコかなあとかで表現する人。音だったら、こうかなあとか、表現力も豊かでありたいなあと感じます。身体の感覚、インテリジェンス、そして気付きと表現力を豊かにしていくのも、チネイザンの大きな役割です。

その後に、気になったポイントに戻ります。それが気持ちよさそうな場所でもいいし、気持ちが悪そうなところでも、効きそうなところでも良いです。知らないうちに、状況が変化していることもあれば、なかなか変わらない時もあります。

こうした試行錯誤をしていくうちに、クライアントと繋がった直感が養われていきます。

お臍の施術だけでも、様々な反応があります。感情が湧き出てきたり、不思議な思い出が現れてきたりすることは多くあります。悲しくないのに涙が出てきます、とか、なぜか小さい時の事を今経験しているように思い出すんですなど、匂いとか光とかもビビッドに感じるんです、など。

触るポイントによっては不安になるとか、痛く感じるとか、楽しくなるとか、様々です。

腰痛が緩和したり、胃のもたれが緩和するとかは、まあ予想されることでもあります。、耳鳴りが緩和したとか、長年の肩こりや頭痛が緩和したとなると、施術しているこちらが、まあ偶然かも知れませんねえ、としか言えない感じになります。

でも、全てのものは関連しています。と考えると、ありえないとは言えないかも知れません。もっと不思議な事は、クライアントの反応を聞く前になぜか分かっている感じがすることです。

お臍

〈施術方法〉

1 お臍を時計のようにイメージする。

※12時が胸骨の方、3時をクライアントの左、6時を恥骨側、9時を右側

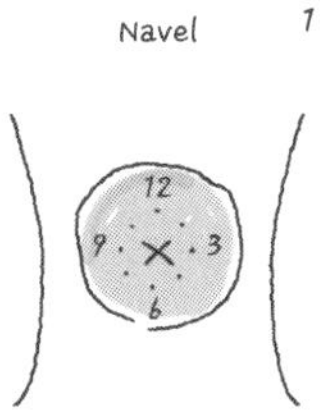

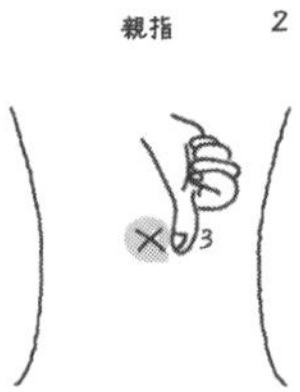

2

臍の縁の3時のところに、右の親指をそっと当てる。
※爪がお臍の真ん中を向くように、爪が皮膚に当たらないように指のハラに近い指先を当てる。
※この重さは、ナチュラルタッチと同じ（中間の深さ）

3

直径4㎜くらいの大きさで、丁寧に右回りで回す。
※楕円にならないように正円を描く。深さは一定の場所で変わらないようにする。

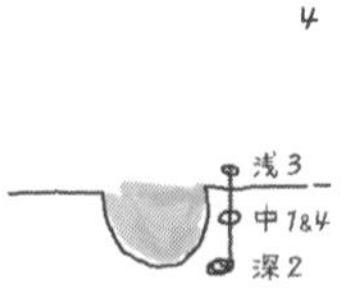

4

同じ要領で、深さを3段階（中間→深く→中間→浅く→中間）に変えていく。それぞれの深さでスパイラルさせる。

5

3時の位置を行ったら、時計回りの方向に指を移動させる。
※指を離す時には、気持ちが離れないように、ゆっくりと丁寧に離れる。

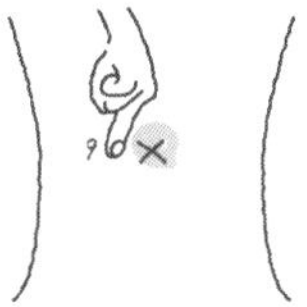

6 クライアントの右側を行う場合は、中指を使う。
※6時と12時は、どちらの指でも使いやすい方でよい。

7 臍の周り8～12箇所を目安にスパイラルを丁寧に繰り返す。

大腸：注目の臓器
Large Intestine

大腸の実感
Awareness of own large intestine

チネイザンは、腸セラピーだと思われていることが多いのですが、この場合に腸というのは、おそらく大腸のことだと思います。確かにチネイザンでは、大腸への施術は大切な要素です。しかも大腸が一番、触った感触や、触られた感触がはっきりしていると思います。初めてのクライアントには、必ず「これが大腸ですよ」と言って感覚を味わってもらいます。「へええ、これがですか」と驚く人がほとんどです。これだけでも、かなり効果があります。自分の内臓を感じてもらうということだけでも、自分との臓器の関係が密になるという意味でも大きな進歩です。

実際に大腸に触った感じで、便秘かなあとか、下痢症かなあとかは、結構分かるようになります。例えば、便秘が、最近のことなのか、ずうっと続いているのかも、分かってくるようになってきます。それはどうして分かるんですかといつも聞かれますが、それは僕が特別な才能がある訳ではなく、触れながら、どうしたかなあ、いつ頃からかなあと聞くというと変ですが、そうやって伺うんです。そうするすぐに返事が返ってくる時もあるし、はっきりしない時もあります。それをクライアントに聞いて確かめて行ったりするうちに、大体が分かってくるようになります。分からない時もありますが、何か理由があって分からなくなっている訳ですから、それはそれで充分な情報というか、会話をしていると考えています。

どのくらい便秘が長く続いているか、どのくらい生活に影響があるかとかは、どのくらい詰まっているかとか、どのくらい乾いているかなどから感じているのだと思います。人の顔色を見て、今日は機嫌が良いとか、何か気になっているとか、昨夜よく眠れていないかなあとか、何か良いことがあったかなあとか予想をしたりしますが、それとあんまり変わりはありません。ニコニコしているからといって、上機嫌とは限りません。

怪我をした時の傷口を見て、この傷は最近のものか、深い傷か、ちょっとした傷かも、冷静に観察すると大体が予想がつきます。深い傷で最近のものならば、その傷口にはあんまり直接には触らないと思います。それと内臓へのアプローチも似たようなところがあります。なんでも丁寧に触ると良いという訳ではありません。優しく時間をかけてタッチすると良い場合もありますし、むしろさらっとスルーしたほうがいい場合もあります。強めに押したり、揺らしたりする方がいい場合もあります。基本のタッチを学んでから、コミュニケーションとしてのタッチを習得することが、チネイザンの楽しい部分でもあります。

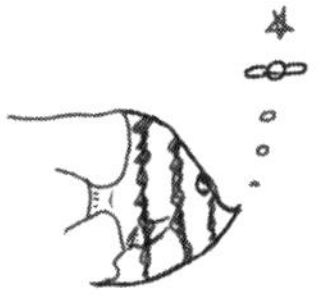

ついつい、ほぐしたくなるけれど
Chi Nei Tsang touch is communication

硬いところを見つけると、ついついほぐしたくなります。チネイザンでは、その気持ちを抑えて、淡々と行います。硬いところが、内側からほぐれていくのならば、それをサポートします。無理矢理にほぐしたりはしないようにします。

とにかくいろんな方向から、チネイザンタッチで会話をするというか、声を聞くというようなことをしていきます。そうしていると急に臓器から動き出してくることがあります。会話ですから、聞くだけではなく、もちろんこちらからも話しかけたり、意見も伝えます。

このための技術的なこととしては、スムーズな動きだけを続けるのではなく、時々ゆっくりしたり、動きを止めてみる事がとても有効です。無言が素晴らしいコミュニケーションのひと時になります。

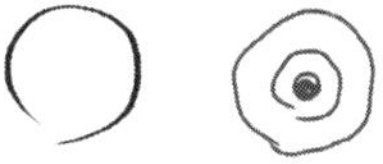

便秘と下痢
Constipation and diarrhea

　便秘か下痢かなどは、比較的容易に分かるようになります。便秘は、大腸が乾いた感じで硬いように感じることが多い。しかも、その便秘が最近のことなのか、長年の課題なのかも、分かってきます。下痢症も、下痢と便秘が混ざる人も、触って感じるようになってきます。これは、人の顔色やボディムーブメントで、その人の心の状態などの予想がつくようなことでしょうか。どうなっているかなあと興味を持つことから、始めます。そして、時々、尋ねてみて確認していくうちに徐々に納得いくようになってきます。

　チネイザンで便秘や下痢の症状を緩和することは、ある程度可能です。僕も最初の数年は、それを行ってきました。でも、これはあくまでも症状の緩和であって、根本的なアプローチではありません。もちろん、その場の対処方法も必要な時もあります。ただ、そうやって便秘の解消をしていると、大抵の場合には次回のセッションでも同様な状況、あるいは本人は分からなくてももっと深い便秘の状況になっているケースが結構ありました。

僕の重要な臓器が、僕の身体全体、あるいは心全体を壊そうとしたり、出来るだけ困るようにしようという構図はあり得ません。出来るだけ、お互いに助け合おうと存在しています。もちろん、誤解があったり、過剰な反応があったり、反応すべきなのにのんびりしていたりということはあっても、根本的に殺したいとか困らせるのが主な目的ということはあり得ません。便秘にも、下痢にも、それなりの理由があるはず。下痢の多くは、下痢をした方がいいということが多い。臓器は生き物ですから、都合が悪くなることもあります。それが大腸の問題かどうかもわかりません。腎臓の問題を大腸が表現しているかもしれない。もしかしたら、仕事のことかもしれない。昨夜の食事かも、会話かもしれない。大抵はいろんな要素の組み合わせです。

大腸なり、他の臓器なり、心なりが、納得するとスーッと治ることも多くあります。治らない場合もあります。それでも深い理解をして、そのハンディを認めて生きていくことこそ、大切です。

臓器の様子が、刻々と変化することがあります。また、全く変化がないような時もありますが、予想もしていない時に、パーッと変化がある時もあります。ちょっとした言葉で、様子が一変することも多くあります。だからチネイザンを行っている時には、多方面に注意を向けている必要があります。クライアントや、状況はもちろんのこと、自分のことも含めて。

大腸へのアプローチ
Approaching to LI

大腸へのアプローチは、手順も多く、基本を学ぶだけでも時間が必要です。チネイザンの醍醐味の一つでもあるので、養成コースのレベル1でも丁寧に教えています。

まず、実際に大腸にタッチして感じることから始まります。大抵は、S状結腸のあたりと、盲腸のあたりは、直接感じることができるはずです。簡単に見つかるケースと、なかなか見つからないケースがあります。

見つかりにくい場合には、焦らずにそういうものかなあと、「大腸さん、そのうちに出てきてくださいね」と待っていたりすると、大体は出てきてくれます。決して、探そうとして、グリグリしたりしないで下さい。実験人体ではなくて、生きているクライアントですから。

次に、氣（チー）ナイフと呼んでいますが、まずは右手の掌で大腸をすくうようにしてS状結腸の部分をお臍のほうにゆっくりと揺らします。揺籠のように。その次に、盲腸部に右手の甲を当てて、同様にお臍の方に揺らします。臓器は重力によって、段々と足の方に下がってくる傾向があります。それをちょっと持ち上げる感じでもあります。

その後、下行結腸をS状結腸からそっとなぞって上がっていきます。この時も、ほぐすという感じではなく、良い子良い子するような感じです。

途中で、実際には大腸を感じられない場合もありますが、なくなっている訳じゃないので、そのまま続けます。ちょうど大腸がヘアピンカーブのようになっている部分（左結腸局部）は、肋骨の裏、背中の方にあるので、丁寧に行う必要があります。右手と左手でゆっくり圧を加えたり、指から氣のビームが出ていて、結腸局部に届いている感じで行います。その後に、回盲弁、盲腸の付近から、上行結腸をなぞっていきます。右結腸局部も左と同様に丁寧に行います。

次に横行結腸。これは、本当に優しい、軽いタッチになります。横行結腸は、最初は分かりにくく実感を持つのに訓練が必要ですが、上手くいくと本当に夢心地になります。その後、左結腸局部に再度アプローチし、下行結腸をS状結腸の方になぞっていきます。その後に、ローリングと言って、両手で大腸の動きをスムーズにガイドするような気持ちの動きで時計回りに氣を流していくような動きを行います。

このように手順が多くなると、ついつい肉体という物体にアプローチしている感じがすることが多いのですが、全ての臓器が生き物であること、臓器は全ての身体と繋がっていること、場所と機能だけがあるわけではなく、心や考えなども多重に含まれていることなどを、ふと思い出してください。

文章では説明しきれないことが沢山あります。ぜひ、実際に学びにきて頂き習得していって下さい。

消化について
Thoughts about digestion

次に、消化器の中枢である小腸にアプローチしますが、具体的な説明はここでは割愛いたします。消化を考えると、いろんなことが分かってくるのも面白い。これもチネイザンと出会わなかったら、気がつかなかったことだろうと思います。消化とか呼吸とかいう、新陳代謝は、命を維持するためには必須です。酸素、水、栄養素はもちろん、太陽や地球の回転、宇宙のエネルギーなど、そして排出、環境も必要です。そして他者との関わり、遺伝情報の維持と複製と進化といった適応力などが必要です。これが、僕という個人でもそうだし、心臓とか小腸とかの臓器でも同じ、細胞のレベルでも同じようだと思う。そして、人類で考えても、植物や魚でも同じようだろうと思う。

消化ということでは、よく何を食べると良いかとか、何を食べない方がいいかということはよく考えていると思います。僕自身も、玄米生食に凝って免許を取ったり、ベジタリアンになったり、２週間ほどの断食

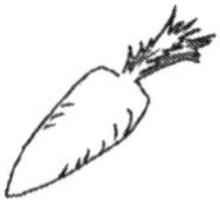

をしてみたり、ローフードを試したり、原始時代の食生活に戻るようなパレオダイエットを試してみたり、色々してみました。まあ、もう趣味という感じですね。

人間が、何を食べるのが良いか、食べないのか良いのかということに関しては、実はどれが正解かということは、明確ではないようです。今のところ自分の信じるところで判断していくのが良いかと考えます。

どういう風に食べるかということも、とても重要です。誰と、どう食べるかで、味も消化も変化があります。どんなに美味しいミシュラン三つ星のレストランの食事でも、嫌な人と嫌な話をしながら頂くのでは、味にも消化にも良くない。だからと言って、いつも禅寺での食事のように、音を立てずによく噛んで頂くのも、いつもそうだともったいない。活きの良いお鮨屋で、愉快な仲間と禅寺のように静かに食べても、これはこれで消化にも味にも良くない。ここでも、柔軟性と多様性が必要だなあと思います。

消化で大切なのが、排泄です。

人体に必要でない、捨てないといけないものは、どんどん排出してほしい。現代の我々は、食べ過ぎということは良くあるので、必要じゃないかもなあみたいなもの、あるいは必要かもしれないけれど今はいらないとか、そういうものはどんどん排出してほしい。でも人類の長い歴史の中では、食べられない時期、次の食事がいつになるかが分からないとき、必要な栄養分が無いなどの時期が長かったので、どうしても「もしかしたら必要かも」というものをキープしたいというシステムになっているようです。だから、とにかく、身体に、どんどん排泄しましょうと囁く必要があると考えます。消化器全体に、このメッセージを時々、伝えることは必要だと考えます。

チネイザンで、消化器にアプローチして、僕が感じることが色々あります。この排泄するという行為の大切さを感じることが多くて、僕自身もこのことを通じて　排泄、廃棄は、浄化のステップだということにも気がつきました。

食べ物が不足というよりも、要素のバランスが悪いようなことを感じることが多いのです。それは栄養素かもしれないし、食べ物に含まれているエネルギーとか愛とかのことかもしれないし、土地の力なのかもしれない。消化とか食べるということを、僕たちは、自分でかなり積極的に選ぶことも可能になってきていることも確かです。ちょっと前までは、選択の幅がとても狭かった。明治時代に、山間部に住む人が新鮮な魚を食べたいと言っても不可能でした。時代とともに、身体も、感情も、生き方も変化しています。

江戸時代の人たちや、中世期のヨーロッパの人たちや、メソポタミア文明の頃の人たちにも、チネイザンをしてみたいなあと思ったりします。食べ物、消化だけではなく、これを情報ということに変えて考えてみても、全くそうだと思います。情報過多の状況の中、昔のようにどんな情報でも覚えておこうとすることはそんなに価値がないことは確かです。情報の質、バランスがとても大切になってきています。そして考えること、判断することがより大切になってきています。

今回は、消化の中で大腸へのアプローチを紹介していますが、チネイザンのセッションでは小腸、胃などの他の消化器、そして胆嚢、膵臓など消化と関係の深い臓器にも全部アプローチします。

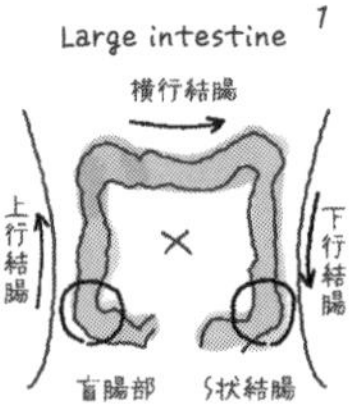

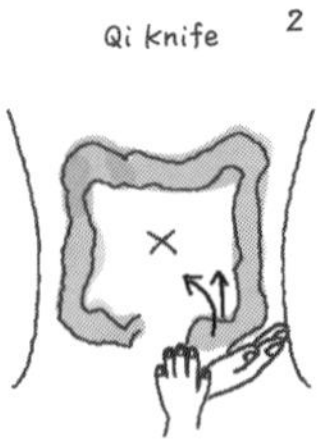

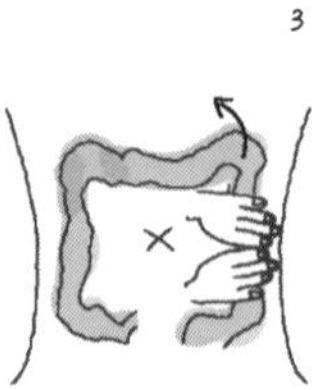

大腸

〈施術方法〉

1

S状結腸、次に盲腸部のエリアを確認する。

2

チーナイフ（氣のナイフ）

①S状結腸と腸骨の間に右手の小指側の側面を当て、その上に左手を添えて深く入る。手の平で腸をすくうように、臍の方向に向かって優しく揺らす。ゆりかごを揺らすように。

②次に、盲腸部と腸骨の間に右手の甲側を当てて、手の甲で腸をすくうように同様に臍の方向に向かって優しく揺らす。

3

下行結腸

両手の四指を使って、S状結腸から上へたどって行く。大腸の角の部分は実際には触れられないので、指が届くようなイメージでビームを送るように氣を届ける。

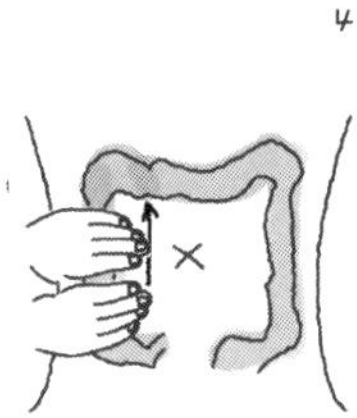

4

上行結腸
両手の親指を使って、盲腸部から上へたどって行く。下行結腸同様に、大腸の角にも丁寧にアプローチする。

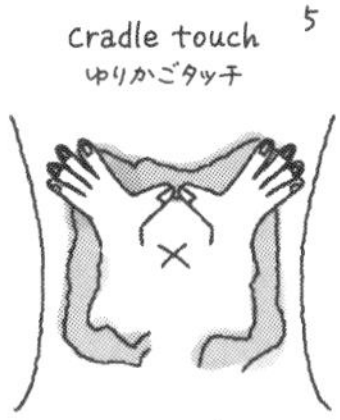

5

横行結腸
柔らかい小腸などの上に乗っているので、特に優しいタッチが必要。下から支えてあげるようにそっと揺らす。

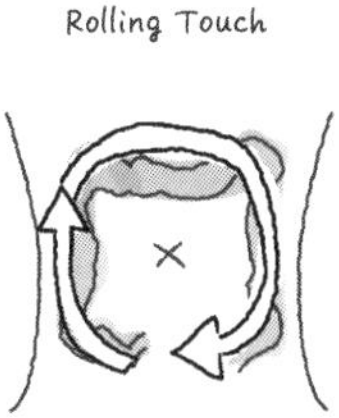

6

下行結腸
再び、下行結腸にアプローチする。両手の四指を使って、肋骨のきわからS状結腸まで下へたどって行く。

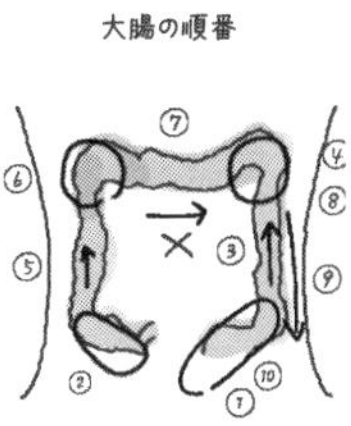

7

ローリング
大腸全体の働きを促すアプローチをする。大腸の上に両手を丸く置いて、手には力を入れずに時計回りに円を描くように回す。

肝臓：無口で重要な仕事をする

Liver…

肝臓と肝

Liver and liver

五臓でいう、肝、心、脾、肺、腎は、概念的なもので、臓器そのものだけではなく、もっと広いものを指します。肝という時には、身体や心と魂の肝の作用のことで、肝臓がその代表として選ばれています。心という時には、同様に心の働き全部を指しています。その代表として心臓があります。例えば、日本語で心臓というのと、ハートというのでは、何かハートという方がハートの持っている感情や生き方なども入ったニュアンスだと思います。ちょっとそんな感じでしょうか。

肝という時には、もちろん肝臓のことは含まれます。その他に、胆嚢、目、筋肉、爪、感情的には怒りに関係するもの、もっと広げちゃうと木星などまでになっていく概念です。肝臓に向けての施術をしている際にも、肝臓のことだけではなく、もっと広い世界観も持って行う必要があります。ただし、あまりにこれに拘ってしまうと、現実感の乏しい怪しい施術になってしまうので、心の中にしまっておいて、行うのが良いと思います。でも、そのどこか不思議な味わいを取ってしまうと味気ないものになってしまいます。人間の触れ合い、縁、愛情なども、少しそういうところがあるかなあと思っています。

沈黙の臓器、化学工場、とも呼ばれる重要臓器
Silent organ, inner chemical factory

肝臓は、右側にあり、ほとんどが肋骨で守られています。厚さもあり、大きな臓器で、重さも1.2kgほどあります。ところが実感のない臓器です。胃は、もたれているとか、痛いとか、重いとか感じやすい臓器ですが、肝臓が痛いという感じはありません。もし、そんなことがあった場合には、かなり重症か、他のことかもしれないのできちんと対処する必要があります。

機能としては、分かっているだけでも沢山ありすぎてリストアップできないくらいです。消化を助ける胆汁を合成、分泌。有害物質の解毒、

余計な栄養分の蓄え、最大の代謝器管、他にも様々なことをしているそうです。だから、沈黙の臓器とか体内の化学工場とか呼ばれています。

怒りと優しさが、肝臓と関係が深い。感情と臓器の関係

Organs and emotions

肝臓が怒りと関係が深いという事は、結構知られているようです。だからと言って、肝臓が硬いから、怒りを閉じ込めているとか、怒りに問題があるとか、お父様の怒りに関係があるとか、そう簡単にはいかない。理由はいくつもあります。

1つの理由としては、肝臓と怒りが繋がっているというのは、そういう可能性が高いという伝統的な考えであって、方程式のように必ず、そうだという訳でないということです。示唆としてあるということです。

2つ目の理由としては、怒りと言っても、なかなか簡単ではないということ。ニコニコしているから怒っていないこともない。怒っている理由も様々、怖くなると怒る人、疲れると怒る人、愛しいと思うと怒って

表現する人。怒られることに弱い人。時代によっても、かなり違ってきます。以前は、先生やコーチに怒られると期待されていると思って頑張ることが多かったけれど、最近は違う。怒りと一言ではなかなかまとめられないものです。

3つ目は、状況によっても異なるということ。周りが怒っていると、自分も怒る場合、かえって冷静になる場合。集団や、文化によってもかなりの影響があります。複雑な要素を取り入れながら、チネイザンを進めていく必要があります。

怒りや恐怖が、身体に影響があることは確かですが、必ずしも肝臓に響くとは限らない。身体の状況が感情に影響することもあります。怒りが必ずしもネガティブな感情とかエネルギーとも限らない。怒れないと社会は変わりにくい、自分も変わりにくいということもあります。怒りを否定するのではなく、認識することも必要です。自分では認識できないような怒りを持っている場合もあります。

全てのものを、少なくても3次元、4次元にとらえる必要があると考えます。感情も同様で、多面的に考える必要があります。怒りの反対側は、優しさということになっています。優しさということでも、色々考える必要があります。優しさが、どこから出ているか、自分の利益を考えてのことか、利他の優しさか、認めてもらいたいということなのか、形式的なものか。優しくされた時に、どうなるか。そのまま受け止められるか、何か疑うのか、もっと期待するのかなど。こういったことが、すべて身体、臓器に関連してきます。

肝臓が、眼や筋肉と関係があるとされています。確かに肝炎などでは眼の色が黄色くなったりします。眼が疲れるということは、肝臓との関係があるかもしれません。しかし、これらも、全て示唆として考えることが必要だと考えます。伝統や理論を尊重はしたいけれど、ドグマ的（教義的）になってしまわないように気をつけたいものです。

この様なことを、五臓六腑に対して、感情、意志などを深く内省し学べるのが、シックス・ヒーリング・サウンズです。だから、チネイザンには必要なトレーニングになっています。

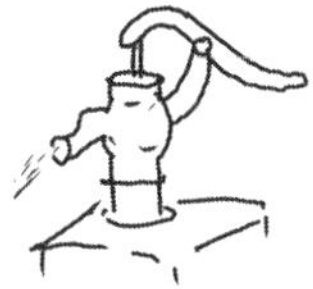

肝臓へポンピング
Pumping to liver

肝臓へのアプローチとしては、まず肝臓周りの状況を手で確認する必要があります。ほとんどが肋骨の奥にあり、直接に触ることはできないので肋骨の上から振動を伝えるような施術（ポンピング）が主な施術方法になります。その前に、肋骨の厚さ、硬さ、形などを手で確認します。そして肋骨の周りなどを少し緩める感じでのタッチも行います。手で感じると、どのくらいの強さでポンピングをすると良いかが手の方で分かります。これを頭で決めようとすると結構当たりません。クラスで絹豆腐と木綿豆腐と蒟蒻をそれぞれ、中身が見えない箱に入れて、それに手をそっと入れて掴んで持ち上げるということをしたことがあります。全く説明しないと結構、上手にできるのですが、事前にこの箱には、何が入っているということを説明するとかえって難しくなります。目や頭を使わずに、手の感覚やインテリジェンスを信じて、これもトレーニングすることが必要です。日常生活の中でも、いろいろ工夫して手の感覚を磨くのも面白い。

それからポンピングを行います。右利きの場合で説明します。肋骨に沿って、右手でそっと押さえます。これは左手でポンピングする時に、振動がクライアントの左に逃げないようにしている感じです。左手の特に手根を使って、リズムよくポンピングをします。昔の井戸のポンプのタイミングとよく似ている感じです。肝臓の奥まで、振動が響くように行います。上手に行うとそんなに強く行わなくても振動が深く背中の方まで響きます。やり方が拙いと肋骨にしか届きません。これには、まず、肝臓の全てに響かせたいというイメージがないと上手くいきません。最後のポンピングの時には、肝臓を押し込む感じです。右手もこの時には、強めに押し込んでいきます。肝臓に振動を伝えた後に、両手でちょっと窮屈に閉じ込めた感じです。そこで数呼吸、押さえ込んでから、そっと優しく両手を離していきます。この時にはただ離すのではなく、肝臓により自由にしてもらう感じです。不自由を経験してこそ、自由の価値が分かります。

肝臓は大きな臓器なので、このポンピングを方向を変えて2回行います。1回目は、肋骨の前から背中に向けて。2回目は、クライアントの右の脇腹から左の脇腹に向かって行います。ポンピングは何度も行うものではなく、基本的には、2回だけです。

この肝へのアプローチはなかなかに難しく様々な人のタッチを受けてみること、そしていろんな人で練習することが必要です。各生徒は、僕も含めアシスタント・インストラクターから一人一人施術を受けたり、逆に施術を行ってみたりしながら、習得していきます。

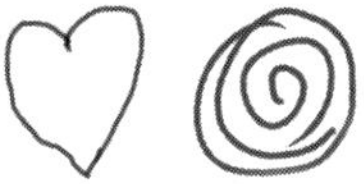

ギャザリングとベーキング
Gathering & baking

その後に、ちょっと落ち着いて数秒経ってから、ギャザリングとベーキングを行います。ギャザリングは、両手で肝臓全体からお臍の方に向かって、氣を集めてくるようにします。情報や氣が動くので、その中で不必要なものを集めてくる感じです。以前は必要だった癖や情報も、今は必要じゃなくなっている可能性もあります。それを集めてくる感じです。

その後にベーキングと言って、両手で肝臓を包み込みます。なるべく両手の労宮が向き合う感じで行います。ベーキングは、抱くということの表現です。肝臓の隅々まで、そして肝の持っている感情、思考なども全てを認めながら、感謝の気持ちで包む心持ちで行います。このギャザリングとベーキングは、他の施術の時にも、最後のクロージングにも使う、余計な癖と情報を捨てて、氣を整える施術です。

肝臓

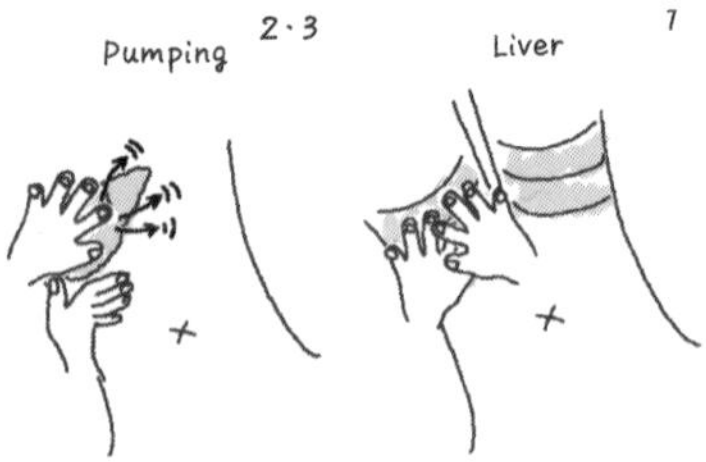

〈施術方法〉肝のポンピング

1 肋骨の周りをゆるめる。

主に母指または四指を使い、肋骨弓の中央からサイドに向かって下部をゆるめていく。

※肋骨の厚さ、硬さ、形などを確認すると同時に、この後ポンピングを行うときにどのくらいの強さですると良いかを確認する。

〈ポンピング1回目〉肋骨の前から背中に向けて

2 右手は肋骨の下端に沿わせるように置き、左手は右肋骨の上に置く。

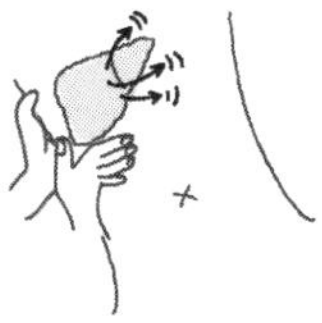

※クライアントの呼吸を観察する。

3

左手を使って、リズムよくポンピングする。
※最初はゆっくり大きく、そして徐々に肝臓の奥まで振動が響くように強く押し込む。
※ポンピングの最後には両手で肝臓をグッと押さえ込む。

4

3～5秒押さえ込んでから、フワーッとゆっくり両手を離してリリースする。
※ただ離すのではなく、肝臓により自由にしてもらう感じで行う。

〈ポンピング2回目〉　右の脇腹から

5

右手は肋骨の下端に沿わせるように置き、左手は右肋骨の横に置く。
※クライアントの呼吸を観察する。

6

1回目と同様のリズムで、肝臓の横方向にポンピングする。

8

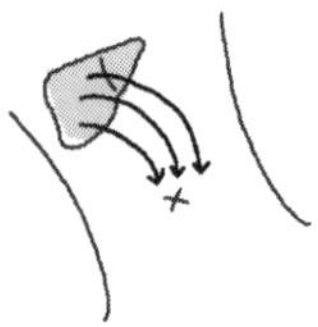

9

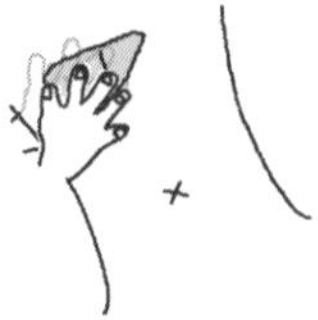

7

3～5秒押さえ込んでから、フワーッとゆっくり両手を離してリリースする。

※ただ離すのではなく、肝臓により自由にしてもらう感じで行う。

8

ギャザリング

肝臓全体から不要な氣を臍に向かってかき集めて、それを丁寧に地球へ返してあげる。

9

ベーキング

肝臓を上下から両手で優しく包み込むように手をあてる。

※両手の労宮と労宮が面するように。

皮膚：いつも包んでくれる

skin.

皮膚もインテリジェンスが高い、大変に重要な臓器です

The Third Brain

皮膚が身体を包んでくれているから、ここにいることができます。皮膚が包んでくれないと自分がどこまでかが分からなくなってしまいます。皮膚は、どんな時でも出来るだけ早く、包み込んでくれようとします。怪我をしても、大きな手術をしても、出来るだけ早く、修正して包んでくれます。皮膚も、大変に明確なミッションで生きています。サランラップのように包むだけではなく、かなりインテリジェンスの高い臓器です。「第三の脳」というタイトルの本で詳しく説明されていますが、皮膚は感じてそれを脳に伝えるだけではなく、皮膚そのもので高度な情報処理を行っているそうです。確かに脳のない生物はありますが、皮膚のない生物は地球上にはいません。

細胞でもある意味で皮膚があって、そこで情報処理をしていると言えま

す。

もちろん修正能力も再生能力も優れています。皮膚が電気システムでもあり、電波を発信しているそうです。皮膚は、表皮、真皮、皮下組織と3層になっていますが、表皮自体も5層でできています。という具合で沢山の層でできています。そして外皮と呼ばれるものは、いわゆる皮膚。中皮は、身体内部にある膜、胸膜、腹膜など。内皮とは血管、リンパ管を覆う層。レベル1では身体の皮膚を中心に扱いますが、レベル2では、内部のスキン全部も含めていきます。臓器だって、スキンで包まれないと、どこまでが臓器なのかが分からなくなります。

チネイザンでは、それぞれの臓器に、感謝するという事を大切にしています。普段もしかして皮膚に関して乾いているとか、荒れているとか、日焼けするとか表面からだけ考えている人が多いかも知れません。チネイザンの皮膚の施術に出会う前までは、実は僕もその一人でした。皮膚を外側からだけでなく、内側からも、いろんな形で考えて感謝したいものです。

皮膚へのアプローチは、とても軽く、皮膚と遊ぶように

Playfullness

中指の腹を基本的には使って、ごく軽いタッチで皮膚の層を動かす感じです。表面の層だけではなく、それぞれの層に響くようにイメージして行います。そうすると各層が別々に動く感じがわかるようになってきます。どの臓器も乾くのは困るのですが、薄い皮膚の中にも十分な潤いと水分の動きが必要です。純粋な水ではなく、海水のイメージ、また油分も必要です。単に膜ではなく、インテリジェンスの高い、新陳代謝の早い臓器です。こういったイメージを持って、施術をすることで違いが出てきます。

そっと優しく動かすのですが、ついつい機械的に動かしてしまうことがあります。気がついたら、動きを少しゆっくりにするとか、小さくするとか、ちょっとだけ早くするとか、回してみるとかが、必要です。そして、大切なのが、そっと動きを止めてみることです。止めると反応がわかりやすい。臓器の声を聞くという気持ちが大切。それと、臓器と遊ぶという気持ちがとても大切です。臓器の方としては、観察されたり、監視されたり、批判されるよりは、遊んでいた方が本音も出やすいのです。

皮膚のどの部分にアプローチするか

choosing the small area

例えば、お腹全部をやろうとすると大変な時間がかかりますので、広く全体をやろうとするよりは、小さな部分を選んでじっくりと行う方が効果があると考えます。五百円玉くらいのところを何分もかけてじっくり行ってみる。その後に別のスポットを丁寧に行うという方法もかなり効果的です。しかも、どこのスポットを選ぶかということが、また面白い決断になります。プラクティショナーの考えだけで決めると独善的になってしまうことが多く、かと言って手の感覚とかインスピレーションに任せても、これも独りよがりになりやすい。クライアントに聞いても、これは全く無理で、クライアントのことを大切には考えるけれども、それだけだと甘やかした感じになる。この辺りを統合的に感じながら、素早く決定します。触れている皮膚の周辺だけではなく、皮膚全体の変化にも注意します。そして施術の選び方、組み立てに関しては、基本をきちんと習得してから、学んでいきます。レベル2では、お腹だけではなく、全身の皮膚に対してのアプローチも行っていくことを学びます。骨へのアプローチと一緒に行っていくと本当に面白いです。

内側からのケア。チネイザン・フェイシャル
Chi Nei Tsang Facial Treatment

養成コースに参加する方には、フェイシャルをしている人も多くいます。僕は、「なんでも試してみよう」という主義のようなものがあって、いろんなフェイシャルも受けてみました。ある時に、ほとんどのフェイシャル・トリートメントは外側のケアを外側から行っているのではと感じたんです。

日本でのチネイザンの第二期生で、今はアシスタント・インストラクターになっている美穂さんは、もう20年以上もフェイシャルやオイルマッサージをやってきています。彼女のフェイシャルは確かに素晴らしいのですが、内側からのアプローチで行うチネイザンのような、フェイシャルトリートメントが出来るはずとふと言ったのです。「それ、目から鱗で

す。長い間、フェイシャルをしてきたけれど、その考えはほとんどしてきていなかった」という事だった。フェイシャルトリートメントを長年してきたセラピストは、手先は流石に繊細に丁寧に動きます。それと手順が多いからでしょうか、手順が素早くスムーズという印象があります。

今のチネイザンは、脳にはアプローチしますし、顔や首や耳や顎や、鼻腔、歯ぐきなどは行いますが、顔全体へのアプローチはありません。顔の表情は、実は心の状態と凄く関連があります。身体全体とも影響が強くあります。腎臓の状況が目の下などにも出てくることが多い。ストレスや、睡眠の状況も顔に出やすい。

フェイシャルを、もっと内側から、そしてもっと大きなところからの観点からも含めての統合的なチネイザン・フェイシャルが、もう少しで練り上げられると思います。チネイザンにフェイシャルという概念がなかったのも不思議。ビューティも内側からです。

ここ数年、チネイザン・フェイシャルも試行錯誤で作り上げているところです。数年後には、紹介できるところまでに完成していくと思います。期待してください。

アトピー体質の人は、心が澄んでいる人が多い

Atopy and soul

アトピー体質の方も、多くチネイザンを受けにこられたり、学ぶ方が多くいらっしゃいます。アレルギー体質の強い方も、来てくれます。アトピーもアレルギーも、今の医学ではなかなか完治は難しいところがあります。症状を緩和できることがある程度だと思います。

調べてみると大抵は、両親やお婆ちゃんにも同様な体質があることが多いのです。身体の全般に出てしまうようなアトピーなどは、なかなか対処が難しい。

科学的でも統計学でもない、僕の個人の直感と経験での話ですが、アトピー症状の強く出る人は、どうも心と魂が綺麗な人が多い印象なのです。これは逆に幼い時から、思春期にも、アトピーに対処してこなければいけなかったので、それが心を綺麗にしたのかも知れません。どうもこの傾向は特に女性に多い印象です。そして、強いアトピーやアレルギーは、時々症状が治る時期があるのですが、どうも完全に治るということはほとんど

ないと感じています。まあ、60年も症状が出てこないと治った感じはするでしょうが、症状として出てきていないということではないでしょうか。これは多くの重い病気にも同じような事が言えるかも知れません。治るというよりは、どうマネージしていくかということかなあと。

そもそも、アトピーとかアレルギーは、環境の問題もあるとは思いますが、遺伝的な要素が大きい。こういう課題は、次世代に繋げていって、未来の世代がどう対処するかに委ねているのかも知れません。

アトピーだけでは無いのですが、苦しい時、不都合な時にこそ、本当に学ぶことがあることでしょう。これが病気の時でも、仕事がうまくいかない時でも、人間関係がうまくいかない時、なども同様、行き詰まったり、非常に困った時にこそ、成長のチャンスがあることは確かです。

こんな大切なことを、チネイザン養成コースを取ってくれたE子さん、Mさんの2人に特に、学ばさせてもらいました。お2人とも、アトピーは結構深刻ですが、とても素敵な女性です。僕の勘ですが、もし彼女たちにアトピーの問題がなければ、素敵ではあることは確かだけれど、魂が光るようになってきたかは、わかりません。しかも、2人とも、魂が磨かれていることには全く気がついていない様子なのが、すばらしい。
負の、不都合な条件を背負ったからこそ、そこで磨かれたものがある。
それがきっと魂に響くのかなあと感じています。

困難なこと、厄介なことは、できるだけ避けたいというのはどんな人でもありますが、避けずに正面から立ち向かうことで成長することが必要です。それを身体を通して確認して、応援していくのが、チネイザンの重要な役割の一つです。

1

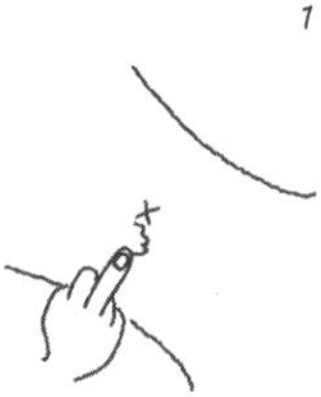

2

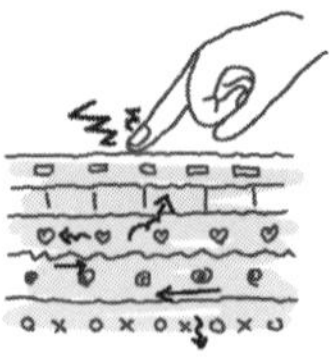

皮膚

〈施術方法〉

1 中指の腹を使い、皮膚の表面を円を描くようにそっと優しくスパイラルする。

※なるべく軽いタッチが有効。皮膚のレイヤーをひとつひとつ感じられるような繊細なタッチで行う。

2 動きに変化をつける。

※ゆっくりしたり早くしたり、小さくしたり。縦や横に揺らしてみたり止めてみることも大切。皮膚のレイヤーを別々に動かすように。

3 皮膚へのアプローチは、お腹だけではなくどの部分でもできる。

風門：潜在身体との繋がり
The Wind Gates...

8つの風門はどこにあるか？
Eight wind gates

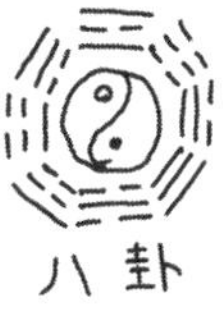

チネイザンでいう風門は、場所的には、お臍の横のポイントのかなり身体の深いところに8つあります。鍼灸でいう風門とは違ったポイントでもあり、概念も違っています。

風門は、丹田や、経絡とか、チャクラなどと同様に人体を解剖して出てくるような物質的なものではありません。では、実感がないかというと、実感があるものです。感情や考えや魂なども、物質としては掴めないものですが、でも何か確実にあるものです。科学がもっと進むと、測定できたりするようになる可能性はありますね。

チネイザンでは、ものとして扱えるものはもちろんですが、眼に見えないものもとても大切にしています。健康、幸せ、生きがい、などを重要に捉えているので、むしろ眼に見えないもの、触れないものを重要視しているのだと思います。

風門は、チネイザンの中でもとてもユニークなものです。チネイザンのセッションを受けた方は、風門は痛いという印象が強いかもしれませんが、痛いから効くというものではありません。まあ、痛くても数秒だけですし、数秒で消えてしまう不思議な痛さです。

8つあるとされていますが、これは八卦の考えとマッチしています。八卦は、易の概念の基本の一つで、自然観、宇宙観、などをまとめたものです。これに、五行や陰陽という概念が重なって、更に十干、十二支なども重なっていき、複雑な哲学とも古代科学とも言える概念が出来上がっています。

チネイザンでは、陰陽五行、八卦なども使っていきます。ここでは、お臍という身体と心の中心に、八卦のイメージを持つくらいでいいと思います。どのくらい身体の奥にあるかというと、これは抽象的な存在、あるいはエネルギー（氣）的な存在なので具体的に何センチとかは言えませんが、お臍へのアプローチの一番深いポイントよりもさらに奥の深いところです。しかも風門というイメージの門は、一つではなく何重にもなっている感じです。その閉じている門を、少し開けるというイメージの施術です。

風門の効果には驚かされる
Amazing wind gates

風門を開けるという表現をしていますが、風門を開けると驚くような効果があることが良くあります。これも当初は、風門の方向で、ハートに効くとか、肝臓に効くとか左の腎臓の方向ならば腎臓に効くとかそういう説明で行っていましたが、これはまだチネイザンが若かったというか、僕たちがまだ始めたばかりだったからでしょう。ちょっといいアイデアでしたが、本来のところまでは届かないものだった気がします。

実際に風門の施術を行っての反応、効果としては、お腹の全体が張っていてどうにも指が入らないとか、内部の臓器までの動きが分からないという人のお腹が別人のように柔らかになる。ある部分を少しでも押すと痛いと言っていた人が、その部分を押しても痛くなくなる。顔色が急にピンクになる。腰痛、生理痛などが緩和される。四十肩とか言われるような状態から、動くようになる。手足が温かくなる。など、身体的な変化がある時もあります。それまでは、とにかく自分の事をいろいろお喋りしていた人が、何も話さずに静かになる。目を開けて緊張していた人が、もう目ぶたを開けていられないくらいに夢心地になる。などもよくあります。

でももっと、大切な効果は、実は次の日とか、翌週とかに現れるのです。これは風門だけでなく、チネイザンの重要な効果です。お風呂に入っている時とか、歩いている時とか、そういう時に、「ああ、そうか」という感じで気がつく事があります。英語だとUh-Huhというやつです。その気づきが、身体のこともあり、自分の考え方だったり、人間関係だったり、仕事のことだったり、未来へのプランだったり、様々です。

もちろん、これがチネイザンの影響だとは言い切れません。でも、なにか関係があると強く思うことがままあります。

風門は、潜在意識と顕在意識との境目にある
Subconscious Mind and Subconscious Body

風門ってなんだろうと、ずっと考えてきました。それについて、この10年ほど前からの僕なりの見解があります。これに関してはかなり自信を持っています。

風門は、潜在意識、顕在意識との間にある窓みたいなものということです。意識がなんであるかは、大変な議論のあるところだけれど、簡単に考えてみても、潜在意識と　顕在意識があると考えられます。そして、個人はその時の集団意識の中にあります。その集団意識も潜在集団意識と顕在集団意識があります。フロイトが、この様な考えに最初に気付いた訳ではなく、末那意識（manas vijnana）、阿頼耶識（alaya-vijinana）などアジアでは昔から考えられていた概念です。

潜在意識と顕在意識は、壁のように分けられている訳ではなく、障子とか、レースのカーテンのような感じのことが多い。だから日によっては、様子が分かるような時もあり、ほとんど分からない時もあります。

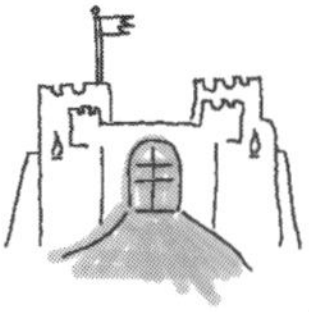

しかも、その障子が何重かになっていたり、縁側があったり、ふすまがあったり、雨戸が閉まっていたり、鉄のドアだったりもする、という具合です。それをそっと少し開くイメージです。そうすると外が、雨だったり、良い陽気だったり、風が吹いていたり、静かだったり、騒がしかったり、が少し分かります。潜在意識の方が、はるかに大きいわけです。潜在意識を顕在意識で分かると、それはすでに潜在的ではなくなります。時々、潜在意識の深いところの情報を顕在的に認識できたり、表現できたりします。

本来のアートは、そういう意味での表現だと考えます。しかも個人だけの潜在意識的なものだけでなく、大きな集団潜在意識とも響いているので、多くの心に響くのです。美しいとか快適だけでは、それは起きません。

瞑想で、実は、この意識の拡大が起きます。それが瞑想の一つの目的でもあります。

チネイザンでも、同様なことが起きます。特に風門では、このようなことが起きやすいと思います。

潜在身体と顕在身体。意識だけが、この構造になっているとは僕は考えません。身体も同様だと考えます。僕が作った造語ですが、顕在身体と潜在身体があると考えます。潜在的に起こったことが、顕在的にならない限りは、症状として認識されないわけです。意識と同様に、集団身体もあり、時代や場所にも大きく影響されます。例えば、身体のイメージが、時代や文化にも影響されます。

僕がインドに最初に行ったころ、1970年代は、インドの女性像は、サリーからお肉がはみ出したくらいの身体が好ましかった。ボリウッド（インドの映画）の人気女優は、かなりのボリュームの身体を自慢しているようにしていました。ところが、今はウエストが引き締まったハリウッドの女優の様なボディラインの方が好まれるようになった。顔の好みは、その間はあんまり変化がない様ですが、ボディイメージはかなりの変化があった。そして、一般の人たちのボディイメージも変わって、痩せていることが美しいと思われるようになり、そういうボディイメージを反映した若い女性が多くなった。以前は痩せていると貧相で貧しい感じだったのでしょう。カリブでも、この20年ほどでボディイメージが

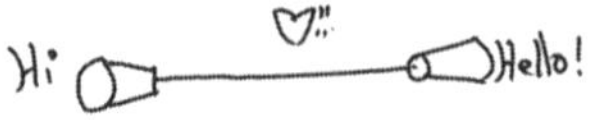

大きく変化しました。以前はお尻が大きければ大きいほどセクシーなカリブの文化でしたが、今はスッキリいる方がよくなった。それによって、特に若い世代の女性は急激にスタイルが変わったのです。日本でも男性も女性も期待されるボディイメージが変化してきています。

身体の内部イメージや、病についても、様々な影響が起きています。イメージが変化すると現実にも変化があります。老化や、年齢についての身体や心のことにも変化があります。潜在身体や潜在意識が変わらない限り、実際の変化があっても、すぐに戻ることが多いと考えます。これは痩せるとか、消化の改善とかでもそうです。カロリー制限して痩せても、すぐにバウンスバックするケースなどを沢山見てきました。生活での充実感や、人間関係についても同様、色々方法を変えて表面は変化があっても、すぐに戻ってしまうのを見てきました。潜在的なところの情報を変えることが必要です。

チネイザンでは、出来るだけ、顕在的なことは冷静に認識をして、潜在的なことにも心を向けながら、その中で自分の本来の身体と心のあり方を模索しながら進むきっかけを作ったり、応援しているのだと思っています。

風門は、身体的にも驚くような影響がありますが、一見分かりにくい潜在意識や潜在身体まで強く影響がある施術だと考えます。そして、もっと奥には、無意識とか呼ばれている意識があります。それを僕はユニバーサル意識（Universal Mind）と呼んでいます。だから、ユニーバーサル身体（Universal Body）もあると考えています。

魂に届く。風門を行う時の心得、不動明王と観音菩薩の気持
Acala Vidyaraja & Avalokitesvara

風門を行う際の心構えについてお話します。風門というのは、潜在身体と潜在意識の深いところまでのアプローチだと考えています。その人の魂まで届くという気持ちが大切です。施術者も自分の魂からのアクションだという覚悟が必要です。ここが一番重要なことだと考えます。その上で、自ずから施術時の姿勢やスピードなどが決まってきます。

方法としては、風門の場所を決めて、身体と心の姿勢を整えて、まっすぐにゆっくり進みます。決して力で押さずに、スーッと、まっすぐです。

場所によっては、大動脈や背骨にも届くことがありますが、そのまま静かな気持ちで進みます。ある所に行くと、ここが風門の玄関だという所に辿り着きます。そこで、少し指を止めて、心を整え直して少し深く入ります。５㎜くらいでしょうか。その時に重いドアの門が開く感じです。少しドアをそっと開ける感じです。この時には、クライアントの魂に向かっているような気持ちです。ということはプラクティショナーも、何が魂かは分かりませんが、魂の力を使っている感じです。

その後は、強い気持ちで動きません。５つ数えるくらいの時間ですが、その間はどんなことがあっても動かないという心の強さが必要です。でも決して指や腕には力で押さないように。不動明王の気持ちと呼んでいますが、この数秒は、クライアントが泣いても、騒いでも、じっとココにいるという強い愛です。こちらの身体も心も動かない。

その後は、そっと指を上げていくのですが、この時が一番大切です。特に最初の0.5㎜くらいが勝負です。強い愛から、柔らかい愛に変わります。不動明王から、観音菩薩になった気分です。

そっとそっと上げていきます。深海にある秘密の玉手箱をそっと開けて、そこから大切な輝く気泡、宝物がスーッと上がってくる感じです。その気泡が海上に上がってくるのを押し込んではいけない、かと言って、誘導しすぎてはいけない。気泡に合わせて上がってくるイメージです。水面に上がってきたら終わりではなく、皮膚から3㎝くらいは一緒に上がっていって、空に広がっていく感じです。終わってから、すぐに触ることはせずに、落ち着くまで少し待ちます。ここでは、感謝の気持ちで、ただ待つという行為です。インドの神話の「ラーマヤーナ」で愛を信じて待つというシーターのイメージです。

大抵は、8つある風門から2つ選んで行います。クライアントの左側から1箇所、右側から1箇所選ぶのがバランスが良いと言えます。状況によって、3箇所選ぶこともあります。どうやって決めるかは、自分勝手に決めずに、経験とクライアントの状況によって判断するものです。

風門は、決して痛ければいいということではありません。痛くない方法もありますが、深く入れるという基本ができての浅いやり方を学ぶことが大切です。

風門の施術は、1分ほどですが、その中に、思いっきりの強い、厳しい愛も、とてもしなやかな優しさも含むダイナミックな施術です。終わってからそっと見守っている10秒くらいに、何か深い満足感を共有できるのも不思議です。

氣も愛も、様々な形やニュアンスがあって、その時、その場で最も適切な形で、自然に出てくると素晴らしいなあと思っています。そういう瞬間に居合わせると、幸せを感じます。

風門

〈施術方法〉

1 風門はお臍のまわりの深いところに8つある。基本は、左右から1つずつ選んで行う。

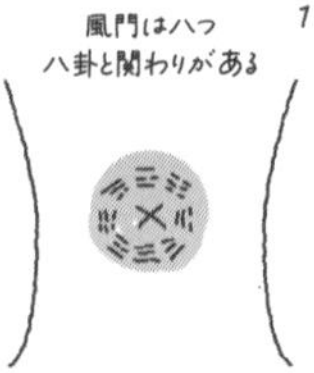

2 右手の親指か中指を使って、爪がお臍側に向くように風門の場所に

2

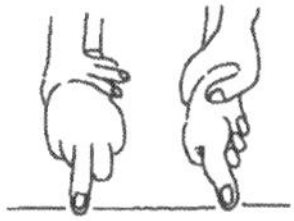

中指で　親指で

指を置く。
※クライアントの左半分は親指、右側は中指を使う。
※左手で指をサポートする。

3

身体と心の姿勢を整えて、指を真っ直ぐにゆっくりと入れていく。
※場所によっては、大動脈や背骨にも届くがそのまま静かな気持ちで進む。

4

ある深さまで行くと、ここが風門だという所に辿り着く。
そこで、少し指を止めて、心を整え直し5㎜程度さらに深く入る。
※ずっと開いていなかった門をゆっくり開けるような気持ちで。

5

3~5カウントほどキープする。
※強い気持ち、強い愛でそこにいる。指や腕の力で押さないように。

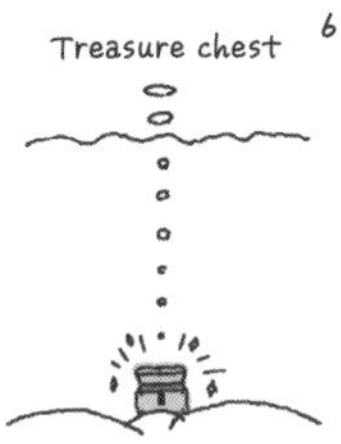

6

ゆっくりと指を真っ直ぐ上げていく。
※柔らかい愛に変わり、深海にある大切な輝く気泡がスーッと上がってくるように。

7

落ち着くまで少し待ってから、手のひらをお臍に当てる。

丹田：3つある丹田

Three Dantiens...

丹田って、なんでしょう？　丹を耕す場所です。では丹って何かというと、生きるためのエッセンスと古くから考えられています。生命のエリクサー（elixir）という感じのものでしょう。丹もエリクサーも、不老不死の万能薬、霊薬という考えからできたアイデアです。

　この丹を外側に求めたのが、外丹術と言って、漢方薬になったり、錬金術になっていきました。ヨーロッパで、こうした錬金術が、化学になっ

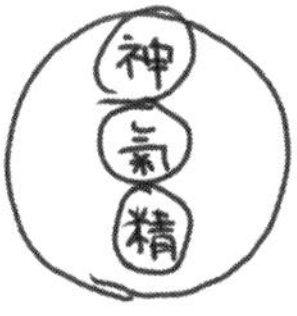

ていったと考えられます。丹を内側に求めたのが内丹術で、身体と心の中で作り上げようとしたのです。瞑想や氣功や呼吸法などの修行は、内丹術がベースになっているものも多くあります。

TaoZenライフ・プラクティスの中でも、内丹術、内的錬金術的な瞑想や呼吸法も行っています。これらを決して宗教的なものではなく、雄大なイメージのある楽しい瞑想と捉えています。決して、何か特別な神を信じたりする必要がないからです。ある意味では、スポーツのトレーニングとか、勉強と同じです。一方で、生活の中に神話的な要素がないのでは、もったいない面もあります。

丹田は、伝統的には3つあります。お臍の奥付近にある下丹田、胸の真ん中にある中丹田、そして頭の真ん中にある上丹田。

それぞれの丹田に育つエネルギーを下丹田では精、中丹田では氣、上丹田では神と呼びます。精力、氣力、神力という言葉も関連しています。この精、氣、神の3つのエネルギーの考えは、Tao（道）では大切な概念です。

丹田とチャクラの関係については、いろんな考えがあります。僕なりの考えはありますが、まあ似たものであることは確かです。解剖学的に調べても、見つからない。けれども何かある感じです。このことは、説明すると長くなるので、ここでは似たような概念ということで良いかと思います。

この3つの丹田の概念は、長い歴史の中でいろんな文化で生き続けてきたものです。これを今自分の生きている生活の中で、どう捉えるかということがとても大切です。

英語圏では丹田（Dantien）と言っても異国情緒はあるものの実感がない。そこで、簡単に説明する必要が出てくるのが面白いんです。下丹田は、サバイバルの力、基本的な生命力、経済力、セックスなど。中丹田は、感情、情緒、情熱。上丹田は、考え、理論、ビジョンという風に説明してみたりします。

伝統を重んじながら、自分なりのピンとくる用語にすることが大切だと思います。

日本では下丹田だけが定着したのはなぜかは分かりませんが、下丹田が最も重要です。臍下三寸とか下っ腹とか、腹が座っているというのは、下丹田を指します。面白いのは、丹田に力が籠ると、弱くなるということです。丹田が広がっている感じの時が身体的にも、精神的にも強くて柔軟性があります。これは、氣功や太極拳で体験ができます。

丹田の施術をするには、まずはプラクティショナーが、自分で丹田の実感を色んな方法や状況で体験する必要があります。その上で初めて施術が納得いくようになります。

下丹田へのアプローチには、指を使う方法と肘を使う方法があります。力で押し付けずに、重さで静かに入っていきます。深く行う方法と浅めに行う方法があるのは風門と同様です。一旦、丹田に入ったようならば、ほんの少しだけ指か肘を胸の方に押し上げます。クライアントの丹田にある氣を、セントラルチェンネル（ヨガではシュシュムナ）を通して百会、そしてその向こうまで広げるイメージで行います。そうすると、氣が足の方に流れる感じの時もあり、腰の方に行く場合もあり、喉で詰まった感じやハートで詰まった感じの時もあります。どうしてそれがわかるかとよく聞かれますが、好奇心を持って、観察しているうちに、分かってくるようになるようです。。

どういう効果があるかというのは、他の施術も同じですが、行ってみないと分からないことが大部分です。だいたい予想はつくけれど、事前に決めてしまわずに心を開いて観察することです。そうすると、大概は驚くほどの変化が起きます。

1回のセッションで、1度しか行わない施術ですから、一発勝負というところも楽しい。クライアントの顔色がほわーとピンクになったり、冷えていた足が温かくなったりする表面的な変化もありますが、もっと深い効果や変化は、数日後に現れたりします。丹田の感じが、人それぞれ個性があるのにも驚かされます。下っ腹が大切なことは確かです。

肘を使う方法と指を使う方法。痛くない方法

Finger technique & elbow technique

下丹田へのアプローチでは、肘を使う方法と指を使う方法があります。両方の施術方法を習得する必要があります。

肘で行うと、大抵はドーンと響く感じです。指の場合には、かなり

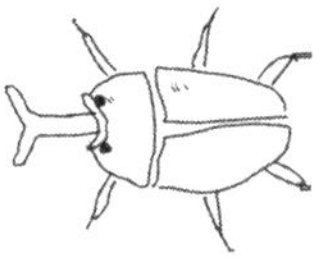

シャープな感じになることが多い。クライアントによっては、肘の方が良かったり、指の方が良かったりもします。肘ではしない方がいい場合や、指では無理な場合などもあります。風門と同じく痛いという印象がありますが、痛くないと効かない訳ではなく、痛くない方法もあります。また、深く入る方法と、そんなに深く入らない方法があります。深く入る方法ができる人が、浅く行うのと、浅い方法だけができる人とでは、何か余裕というものが違ってくるのは風門と同様です。だから、最初はきちんと深く入る丹田を習得する必要があります。

施術方法を、沢山持っていて、その時のクライアントに適切なものを選び出せる余裕が必要です。だから、ある程度多くの施術方法を身につけておく必要があります。

1 丹田の位置

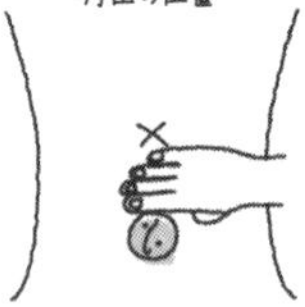

2 丹田には指でも肘でも可能

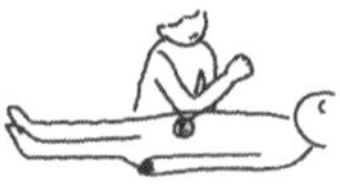

丹田

〈施術方法〉

◎肘を使う方法

1 丹田の位置を見極める。

※お臍から、クライアントの指4本くらい下のあたりのちょっとくぼみがあるようなところが丹田の位置。

2 右腕全体をクライアントの正中線に重ねるように肘を当てる。左手で自分の体重を支えるようにする。

3 ゆっくりと体重を乗せながら肘をまっすぐ下に入れていく。

4 丹田に届いたと感じたら、前腕を立てながらあと5㎜程度深く入れる。

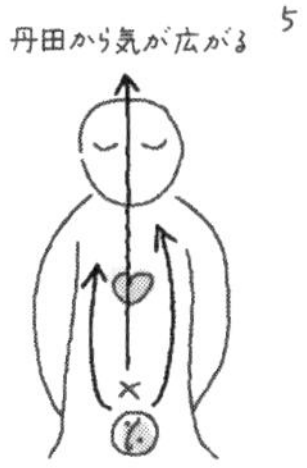
丹田から気が広がる
5

5 このポイントで心を落ち着けるとともに、強い気持ちで3秒から5秒止める。

※丹田にある氣が上半身を通って、百会から広がるように。

6 ゆっくりと丁寧に肘を離す。

7 手のひらの労宮を丹田にそっと当てる。

◎手を使う方法

1 肘を使う方法と同様に、丹田の位置を見極める。

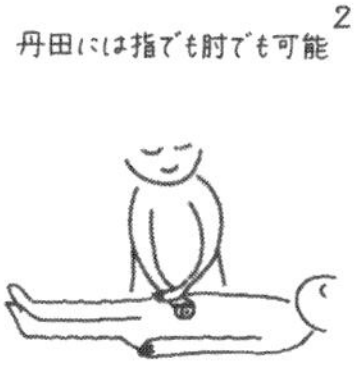
丹田には指でも肘でも可能
2

2 両手の手のひらを合わせて、右手の中指の第一関節が出るようにする。クライアントの丹田に向けてまっすぐに当てゆっくりと真下に入れていく。

3 以下、肘と同様のプロセス。最後に労宮を丹田にそっと当てる。

卵巣：ここにも神がいる
the Ovary…

「生殖器には、複雑な感情がこもりやすい」
Reproductive organs and deep emotins

生殖器は、生命としてとても大切な臓器です。

仮に、全人類から今日、生殖器がなくなったとすると今生きている人間は生き続けることはできますが、次世代がなくなります。そうすると人類という生物は存続できません。仮に目が全人類からなくなったら、とても困るけれど、きっとそれに合った新しい文化に変わるのだろうと予想がつきます。

生殖器は、新しい生命を作り出すという究極の創造力の源です。と同時に、他の臓器とは違った特殊な感情が宿っています。恥ずかしいとか汚らわしいとか、いやらしいとか。また、そこには隠れた歓喜とか期待とか恐怖とかが、湧き出てくるところがあります。他の臓器と比べると特にこの様な複雑で強い感情が伴います。

文化や時代によって、あるいは家によって、そして経験によって、その感覚や度合いが違っています。生殖器へのアプローチには、特にこういった感情や経験などを大切にして行う必要があります。

ヒーリング・ラブ、卵巣呼吸、神聖な生殖器

Healing Love, Ovarian Breathing…

ヒーリング・ラブという卵巣呼吸（睾丸呼吸）を中心にした呼吸・氣功・瞑想法があります。これは、自分の性というものを、真正面から見直すことから始まり、課題に取り組みながら、そこにある生命力や創造力などを活性化するという古くからあるタオやタントラヨガのメソッドを現代化しながらまとめたものです。最近注目されているフェムケアの要素もあり、古代からの房中術の要素もある、内側からのアンチエイジングでもあります。

もともとは、かなり秘術な要素が多い修行法でしたが、それを基に

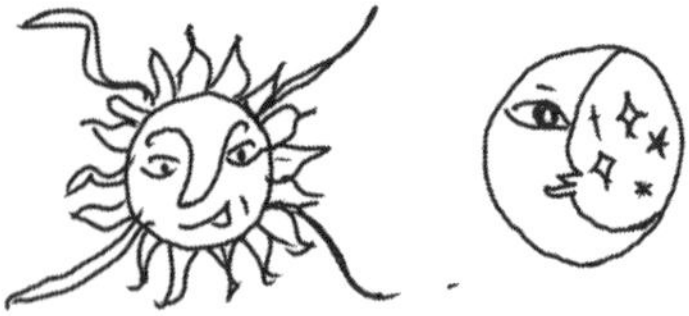

長年に渡って、いろんな国や状況で教えながら開発しました。男性も女性も、どんな年齢の方も対象です。ヒーリング・ラブもレベル１から３まであります。大きな発見があるので、ぜひ経験して欲しい内容です。

生理痛、生理不順、更年期の課題や、骨粗鬆症などにも影響がありますが、若々しく生きるという課題、性と愛、性と年齢、性と社会という大きなテーマを含んでいます。個人の性ということ、具体的に人間関係での課題、そしてそれぞれの親子関係など家の持っているもの、社会や時代が持っている課題など、ヒーリング・ラブは広がりがある瞑想、呼吸法です。

ワークショップでは、ある種の瞑想をしてから、自分の卵巣（睾丸）からの手紙を書くのですが、これは大変に感動的なものです。ヒーリング・ラブを自分で体験したプラクティショナーは、より深くクライアントの性的な存在　も慈悲の感覚を持って対応できるようになっていきます。

生殖器だけが、神聖なわけではなく、すべての臓器が神聖だとは思います。古代からどんな文化でも、生物を生み出すということ、そして死んでいくということに対しては、特に神聖な感じを抱く様です。そこには神の存在を感じることは、現在でも同様なはず。生命の誕生のシンボルでもあり、歓喜のシンボルでもある、生殖器を、恥ずかしい、汚い、隠さないととか思ってしまう複雑さを感じながらも、圧倒的な神聖なパワーも感じているのだと考えます。

僕自身は、特定な神のイメージを持っていませんが、神聖な世界ということは信じています。ただ温めようと手を当てているか、プラクティショナーがもっと大きな神聖な世界のイメージをどこかに持っているかによって実は大きな違いが出てきます。そして、イメージや想像力が、自己中心でないことが大切になります。この本を手にしてくれたあなたは、何気なく手にしてくれたとしても、きっと、神聖な世界の微妙な違いを感じていて、そこも大切だと思っている人に違いないと思います。

カルサイについて
About Karsai

カルサイとかカルサイ・ネイザンなどと呼ばれている施術をご存知の方もいるかもしれません。性器へのヒーリングタッチです。チネイザンのある種の一部だとも考えられます。

考えてみると、性器へのタッチは、恥ずかしいとか、汚らわしいとか、セックスと直接関係があるという特殊なことになることが多い。純粋にヒーリングのタッチがなされないことが、不思議ですが、カルサイは純粋にヒーリングのタッチを行う施術方法です。これはおそらくタイが起源だと予想されますが、僕は、カルサイも何人かの先生に学びました。前に紹介したクン・ニーは、カルサイの名人でした。

カルサイは、確かにとても有効な方法ではあるのですが、誤解されやすいこと、そして今の法律のもとではなかなか実行することが困難だということもあり、一般には広がりにくいものです。僕自身も、このカルサイから学ぶことは多かったのですが、実際には施術を行うことはしていません。チネイザンもそうですが、他のことでも、学んだから、必ずしも、それを直接に利用しなければ価値がない訳ではありません。学ぶこと自体に充分な意味があるものでなければ、むしろ意味がありません。TaoZenのチネイザンの養成コース修了生の中でも、実際にはチネイザンをほとんど使っていない方も多くいますが、その方達にも充分に意味があると実感しています。

不妊の成功例、逆子の例で考えること
Some successful results

不妊治療を何度も試してみて諦めていた方で、チネイザンと出会ってから、妊娠されたケースが僕だけの経験でも結構多くあります。医師から、妊娠は無理だろうと言われた方で出産まで出されたケースも数件あります。また、逆子だったけれど、チネイザンを受けて次の検査で、逆子でなくなったケースも数件あります。でも、これがチネイザンのおかげ

かというと、僕はほとんどそうは思っていません。もちろん、チネイザンの効果の可能性はありますが、妊娠しなかったケースもありますし、偶然そういう時期にチネイザンを受けた可能性もあります。そもそもチネイザンを受けようと思われた時点で何か、心や身体の深いところで変化があったのかもしれません。同じようなチネイザンを行ったから、同じ結果が出るとも限りません。

クライアントがチネイザンのおかげですと、喜んでくれる方もいらっしゃいますが、施術者としては、それは嬉しいことではありますが、全くの偶然かもしれない。チネイザンのおかげではなく、クライアントの力で変化したのであってチネイザンはそのお手伝いをしただけだと説明しています。とにかく嬉しいことだけは確かです。

どこをどうタッチするかによって、誰が行っても、どこで行っても、同じ結果が出る訳ではないのです。だからチネイザンは科学ではないのでしょうね。科学のように説明したくなる時もありますが、やはり科学ではないと考えます。でもアートにも科学の部分はあります。科学にもきっとアートな部分はあるでしょう。どんなチネイザン・アーティストになるかも、個性だと思います。

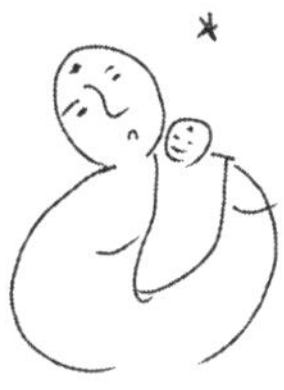

生理痛、更年期障害、子宮筋腫など
Gynecological Issues

チネイザンを通して、生理痛、生理不順、更年期障害などが、本当に沢山あるということを知りました。それと子宮筋腫のような女性特有な課題も本当に多いのにも驚きました。しかも、何か、我慢しなさい、というような世の中の動きを感じるのは、僕だけじゃないんじゃないかなあ。医学は、まだ男性中心で、経済的にも、この様な女性の問題は真剣にまだ取り組んでいないのかなあと思ってしまうところがあります。チネイザンや呼吸法、氣功などで、何か少しでも役に立てるんじゃないかなあとずっと考えてきています。卵巣呼吸をはじめとしたヒーリング・ラブは、確かに、役に立ちますが、自分で続けてやらなければいけないので、なかなかハードルが高いことが多いのも現実です。チネイザンのように、他の人にやってもらいながらの方が、対応しやすいこともあるのも確かです。確かに、生理痛の緩和には、まあほとんど90％ぐらいは、効果があるのですが、チネイザンは、表面的な効果だけではなく、もっと深いところまでも関わったヒーリングが可能だと、経験上でも確信しています。

できることなら、クライアントには、セッションを受けるだけではなく、簡単な呼吸法とか瞑想とか氣功を行ってもらい、次のセッションを受けてもらうのがベストです。

生理が終わったばかりなのに、また生理になった。とかいうことは良くあります。これはおそらく、本来の生理のリズムに同調したのではないかと思います。自分だけのリズムで身体も心も動いている訳ではなく、月や太陽や、環境や、誰と一緒にいるかなどでもかなり影響を受けているものですから。

更年期障害という言葉も納得いかないところがあります。障害ではないのですから、成長の過程です。ホットフラッシュなどの改善も多くあります。ある人は、チネイザンのセッションの次の日に、空港から電話があって、もう生理が止まってから2年も経つのに空港

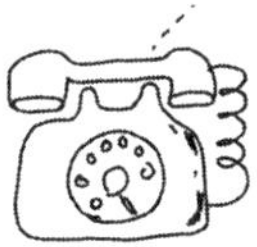

に来たらどうも生理の様なんですが、どうしましょうか?とのことでした。僕は、経験もないので、危険だと感じなければ、まあ若くなったと思っていただいて、何か不都合だったりしたらすぐに医師に診てもらってくださいと伝えました。3回続けて生理がきてまた、止まったそうです。まあ、若返ったということで楽しみましょうということになった。

子宮筋腫も、触って分かることも多くあります。ある時には、ソフトボール大の、大きく硬いだけではなく、何か妙な感覚のものを感じたことがあり、僕がまだ筋腫とか腫瘍などのことをほとんど分からずにチネイザンを行っていた頃ですが、知人だったので、とにかくぜひ、婦人科にすぐに診てもらってほしいと頼んだんです。彼女は定期的に診てもらっているし、この歳だから大丈夫よと言っていました。翌日、電話があって、「大内さん、今、私どこにいると思う?病院にいてねえ、手術をすることになったわ」

他にも、胆嚢や腎のことなどで、早期発見に役に立ったこともあります。何か変だと感じて、セッションの中で何度もそう感じたら、ぜひ、西洋医学の力も利用することが重要です。

男性性の変化が必要
New masculinity

女性のあり方、女性性については、いろいろ言われてきていて、様々な試みがされてきています。男性のあり方、男性性、男性としての考え方などの改革も必要です。日本での僕のワークショップや、養成スクールには、女性が7割くらいです。海外では、もっと男性の参加が多く5割くらいです。一見、すぐには効果が見られない傾向のある、瞑想、チネイザンに集まってくれる男性は、貴重だと思います。男性が、自分のことを深く模索すること、敏感に感じたりすること、自分の弱さを知ること、未来感を持つこと、女性性、母性に関して深く思考すること、感性を磨くこと、そして、冒険心を養うこと、経済力に対しての考えを自分なりに持つこと、仕事や社会や政治の中での女性に対しての考えを変えることなど、今、男性がしなければいけないことは山ほどあるはずで

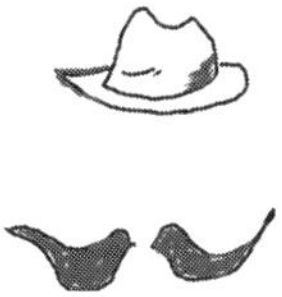

す。

男性は、子供の頃にある程度勉強ができ、運動もでき、見かけがまあまあで、大人になってある程度仕事もできて、経済力もあると、自分について悩んだり考えたりするきっかけが不足する傾向があるように見受けられます。

チネイザンを受けに来てくれたり瞑想に興味を持ってくれる男性は、社会的にはどういう位置にあれ、自分を見つめ直したいという方が多いと思います。とても貴重なことだと感じています。特に日本では、こういう男性をもっともっと増やしていかなければいけないと思っています。

まあ、素直にいうと男性が時代に遅れてしまっているのではないかと感じます。女性は、もっともっと自信を持って、社会を内部から推し進めて、行ってほしい。遠慮をしている時ではないと考えます。

男性も、変化していると思いますが、まだまだ表面的な変化という印象を持っているのは、僕だけでしょうか。

チネイザンは、個人の身体や心の支えになっていきたいだけではなく、小さい力ではあるけれど、社会の未来に参加しています。内側から、身体から、心から、の緩やかな変革だと信じています。ぜひ、男性にもっと、瞑想のある生き方を勧めたいと思っています。

卵巣への施術方法

基本（レベル１）で行う卵巣への施術は、とてもシンプルです。シンプルなテクニックは、とても難しい。逆に、テクニックが複雑だったり、プロセスが複雑だと、手順に注目したりとか何か外部的なことに集中ができるのでかえって簡単。卵巣への施術では、特にプラクティショナーの心持ちが重要になります。そのためにもヒーリング・ラブはぜひ学んで欲しいものです。

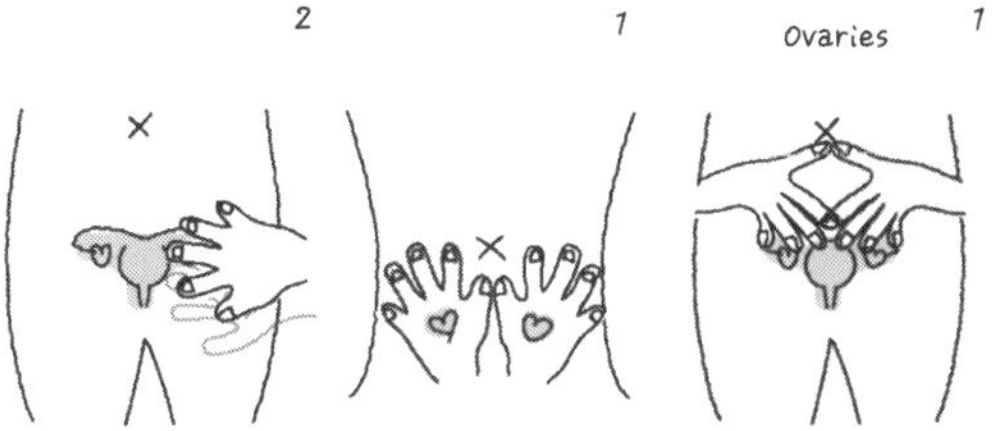

卵巣

〈施術方法〉

1 クライアントの卵巣の位置に両手を添える。

※温かい気持ちと感謝の気持ちを内側にもって包み込む。

2 左右の卵巣を片方ずつ、両手を使って行う。

お腹側と背中側から片方の卵巣を包み込むように温めるようにする。

※右と左の卵巣の温かさや冷たさ、微妙な動き、位置を感じ取ることも大切。更には左右の性格や感情などの違いも感じられることがある。

子宮筋腫、アレルギー体質などは、自分だけの責任じゃない。エクアの話

Not only my responsibility but..

ある時に、知人からの紹介でエクアというアフリカ系ドイツ国籍の30代前半の女性とセッションをさせてもらいました。とても知性も高く、感性も豊かで、ユネスコで女性の世界中の社会問題の改善に取り組みながら、自分でアートキューレーションの仕事もしている素敵な女性。スタイルも良いのですが、セッションでお腹をみたら、妊娠しているのかなあくらいお腹が大きい感じでした。大きな固いものがあり、ソフトボールよりも大きな子宮筋腫です。

エクアは、自然食やホリスティックなことに興味があって、エクササイズもしていて、至って健康なのですが、この大きな筋腫に関しては様々

なことをしてきていながらも、少しずつ大きくなっているとのこと。西洋医学にも色んな先生に診てもらったけれど、手術で切るのはどうも納得できないという気持ちだという。

子宮筋腫などで感じている腰痛などの不都合な感覚などは、チネイザンで緩和は可能なのですが、それは一時的なことです。

いつものようにセッションを進めていくうちに、彼女の筋腫はエクアの責任ではないと強く感じました。この筋腫の重さと硬さも、エクアが一人で作り上げたのではなく、今の医学で言うならば遺伝的な要素だというのでしょうが、僕的な説明では、エクアの責任ではなく、おそらく多くの女性たちの思い、痛み、などがここに表現されている。直接的な祖先というだけでなく、おそらく何代もの多くのアフリカの女性たちの業みたいなもの、そしてそこに関係のある男性たちの業というものが表現されている感じです。

その事を、そのまま伝えて、まずは自分のせいでないと考えたい、その上でどうするかを一緒に考えたいと伝えました。こういう時には、僕が頭で話しているというよりも、何か自然にそう呟いているという感じです。僕は霊能者とかではないので、エクアの筋腫がそう言っているという感じでした。僕のエゴが言っている様な時には、黙った方が良いけれど、この時は、かなり明確なメッセージでした。

エクアは、「そう、そうなんだよね。それでスッキリすることが一杯あるわ。おばあちゃんもそうだったみたい。」「もう要らないかも。切りたい。」と言いました。

僕も同感だったことも不思議でした。状況がよく分かっていないのに、同意感が強くあったのを思い出します。もう必要がないんじゃないかなあって、強く思った。自然療法では、解決が難しいと、その時に2人とも、感じた。

エクアは、アメリカとドイツの医師を綿密に比べて、ドイツで手術をしました。その後、元気で女性問題に取り組んだり、アートのキュレーターを続けています。

僕のリトリートにも常連になってくれて、太極拳などもしています。彼女の太極拳は、古典的な型とは多少異なっていますが、何かアフリカの大地を感じさせる、おおらかで力強い素晴らしいものです。太極拳も型の奥にあるものが大切だと思っています。エクアは、素晴らしい友人にもなってくれています。

なかなか解決しない病気や課題の多くは、同じように自分だけの原因だけではなく、祖先や社会などの要素が強いことが多いと感じています。そして完全に治すとか解決することができないことも多くあると考えます。

例えば、多くの筋腫、強いアレルギー疾患などの身体的な不都合だけではなく、心の病気などの精神的な不都合も、社会的な不都合も大体は同じようなものかと考えます。その不都合な事を真正面から認識して、どうしていくか、どうやって一緒に生きていくかが一番大切な提起されたものだと考えます。

そもそも、チネイザンは治すとか、緩和するとかいうことでない目的で行っていますが、やはりなんとかしたいという強い気持ちはあります。とことん応援するのがチネイザンの本質です。

目の不自由な方が、目が完全に見えるように努力することも大切かもしれないですが、その不自由さがあるからこそ、もっと有意義に生きている人たちが沢山います。ちょっとした風邪や腹痛や気分が悪いとは

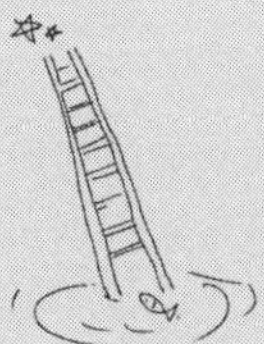

違った、深い病や不都合に向き合うことで、自分のあり方が成長する良いチャンスだということを忘れがちです。特に自分のことになると。ピンチはチャンスというけれど、ついつい忘れちゃいますね。

What does not kill you makes you stronger.

クロージング：ぼーっとすることの大切さ

Deep Relaxation: the closing…

「ぼーっとする数分が大切。智慧を骨に染み込ませる感じ」

Soaking the wisdom into bones

セッションを終える時間も大切です。何度も言っていますが、離れる時がとても大切だと考えています。

チネイザンの終わりは、クロージングという一連の方法を行います。

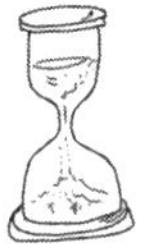

「ギャザリング」。これは肝臓で行った方法と似ています。今はもう必要でなくなった情報や癖や氣をお臍に集めます。そして両手ですくい上げるように、取り上げて地球に返します。要らないものを捨てるのは、どうかなあと考える人がいますが、エネルギーはリサイクルします。今、その人に必要ないものが、実は地球に、あるいは他の生物に必要だったりします。心配なく、地球に返してください。

最後の「ベーキング」。お臍と命門に両手の労宮を添えて、そっとします。

これは、肝臓の時にも説明しましたが、ハグです。セッションの最後の感謝のハグです。特にクロージングは、なんか自分がシャーマンにでもなった感じの施術です。チネイザンには、そういう目に見えない、科学的ではない部分があります。それはそれで、堂々と行いましょう。でも思い込みすぎない、余裕を持って。

次に、「百会と湧泉」。頭部のてっぺんにある百会というツボに、そっと両手の親指を添えて、足の方まで氣を流します。その時に、指ではほどんど押さずに、気持ちちょっと押しているかなあくらいが良い。

氣を流すという、とても抽象的な表現ですが、一つのテクニックとして使えるのが、プラクティショナーが目を優しく、視点で氣を流すように動かす方法があります。その後に、足の涌泉に親指を添えて、今度は足から百会の方に氣を流します。

それから「スキャニング&ファンニング」と呼んでいますが、クライアントの頭の方から両手で氣を感じながら足の方まで流していきます。この時に、なんというか上昇気流のようなものを感じたり、温度差や、気流や、水の流れなどのような感じを受けたりします。それぞれの臓器の発する熱や振動、また、血流やリンパの関係かもしれませんし、古典的に氣やプラーナの流れや滞りなのかもしれません。あんまり考え過ぎずに、頭の方から足の方まで数回行います。

クロージングは、氣を整えるということで説明されることが多いのですが、整え過ぎてももったいないのです。セッション中に、様々な形で情報、氣、気持ちなどが動いています。それを一気に綺麗にまとめてしまうのではなく、ある程度落ち着くのを待って、骨に、潜在身体に、情報が染み込むのを待つという感じです。

骨へのチネイザンは、今回は紹介できませんが、骨は古い情報や潜在的な情報を貯蔵しておくようなところが大きい臓器だと考えています。チネイザンで起こったことは、頭では整理つかないこと、あるいは気がつかないことが多いので、潜在意識、潜在身体に任せたいところがあります。そうクライアントに伝えても、抽象的ですので、「今起きていることで、役に立てるだろう智慧とか情報を骨に染み込ませる感じで、ぼーっとしてください。」と伝えることが多い。

「骨がスポンジの様なイメージで、骨もぼーっとしている感じでいてくださいね。眠ってしまっても、大丈夫ですよ。起こしに来ますから。」

と言って、本当に数分で良いのです。その時間の間に、意識や身体は、どうも整理をする様です。質の高い瞑想や睡眠のように。その質の高いぼーっとした時間と空間のために、ファンニングやスキャニングがあります。

そして「ラスト・タッチ」は、ファースト・タッチと同じ様なタッチですが、もっと深い感謝とコンパッション（慈悲）をプラクティショナーが感じる時です。この時に、プラクティショナーも、何か深い充実感、幸せ感を感じる時になると思います。

もちろん、この時にもう少し、クライアントのために出来ることがあったのではないかと、思うこともあります。でも、完璧であることは必要ない、できるだけのことが大体できたら良いと思うようにしています。これで良い、これでも良い、もしかしたら、これがベストかも、と思うようにしています。そうでないと、せっかくの75分や、90分の時間に対して失礼な態度だと考えます。

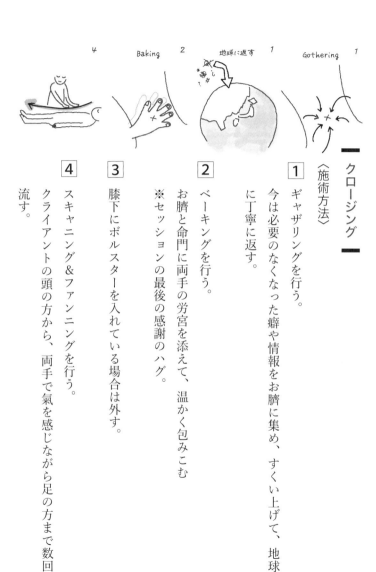

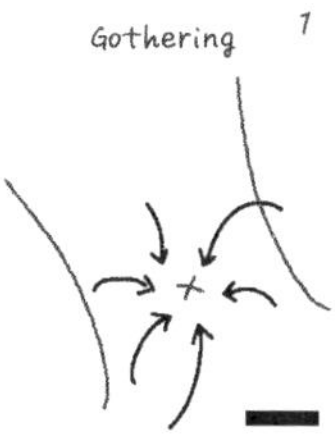

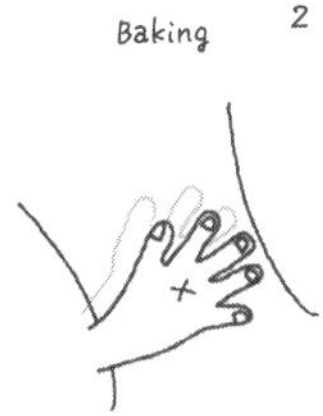

クロージング

〈施術方法〉

1 ギャザリングを行う。
今は必要のなくなった癖や情報をお臍に集め、すくい上げて、地球に丁寧に返す。

2 ベーキングを行う。
お臍と命門に両手の労宮を添えて、温かく包みこむ
※セッションの最後の感謝のハグ。

3 膝下にボルスターを入れている場合は外す。

4 スキャニング&ファンニングを行う。
クライアントの頭の方から、両手で氣を感じながら足の方まで数回流す。

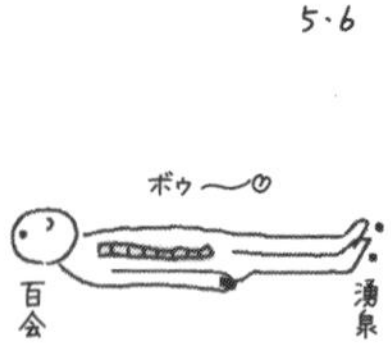

※上昇気流のようなものを感じたり、温度差や気流、水の流れのようなものを感じたり受けたりする。

5

クライアントの頭側に回り、頭頂部にある百会のツボにそっと両手の親指を添えて、足の方まで氣を流す。
※クライアントの百会から足の湧泉のツボまでゆっくりと、視線をその流れに沿って送っていくことによって氣が流れやすい。
クライアントの足側へ回り、足裏にある湧泉のツボにそっと親指を添えて、今度は足から百会の方に氣を流す。

6

ラスト・タッチ。最後にお臍に軽く手を当てる。
セッション中で起きたことで役に立つ智慧や情報を骨に染み込ませる時間。

簡単なホームワーク

Homeworks...

クライアントには、自分でできる簡単なホームワークを渡せるように準備をしておきます。簡単な呼吸法だったり、シックス・ヒーリング・サウンズの一部だったり、生活習慣の改善のことだったり、意識の持ち方だったりします。インナースマイル瞑想という臓器に感謝する方法などは、日常的にもちょっとした時間でできることなので、効果的です。クライアントに合ったものを、合った形で渡すことがとても難しいのですが、準備だけはしておきます。

セッションの後は、かなり頭も身体もボーッとしているので、何度か来てくれている方にはセッションの前や、途中で渡すホームワークも良いアイデアです。ホームワークは、まあきっとやらないかもしれないけれど、知ってもらうだけでも効果があります。

チネイザンのプラクティショナーは、瞑想や呼吸法、氣功などを教えられることも必要になってきます。できたら、小さなクラスなども持っていくのが理想です。

ポスト・コネクション：施術が終わってから
Post Connection...

セッションが終わってからのプラクティショナーのあり方について、いろいろ考えます。セッションの間は、クライアントが世界で一番大切な人と思っている感じが必要です。でも、セッションが終わって、クライアントが帰った後に、冷静になる必要があります。まずは、カルテをまとめて、整理します。個人情報ですし。少し身体を動かして、流れる水に手を当てて、余計な氣を流す感じです。

とはいえ、次の日や数日後に、あるクライアントに対して、ふと思い出したり、伝えたいことを思いついたりします。この時には、すぐには行動に起こさずに、実際には伝えない形で、そのクライアントの自分なりのイメージに向かって心の中で伝えます。この目に見えないポスト・

コネクションが、実は意味があるのではないかと、僕は考えています。その後、実際に伝えた方が良いと思ったら、メッセージで伝えることもあります。

深い意味で時間と場所を共有して、繋がった場合には、それが短い時間でも、すぐに切り替えられるのは不自然ではないかと感じます。かと言って、引きずることは不健康です。相手に伝わらなくてもいいのですが、質の高いポスト・コネクションを大切にしたいと思います。

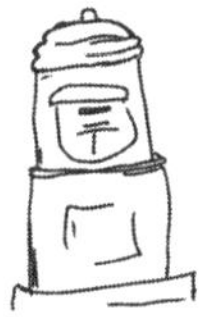

セッションの組み立て方
プレタポルテではなく、オートクチュール
Haute-couture rather than Pret-a-porter

セッションの組み立てを、どうするかということはとても面白いものです。

チネイザンは、最初のオープニングから、ニーディング、臍、大腸、くらいまでは、大体同じ組み立てで行います。その後、小腸などに移っていくのですが、クライアントに合わせて、どのくらいの時間をどの臓器に使うか、そしてどういう順番で進めるかを決めていきます。同じクライアントでも、その時の状態に合わせて行うので、違ってきます。ファッションでいうとオートクチュールです。誰にでも合う既製品プレタポルテではないということです。

どうやってクライアントに合った施術をアレンジしていくかというと、クライアントの状態をプラクティショナーが観察しながら、自分勝手にならないように組み立てていくことが大切です。自分勝手にならないというのは、プラクティショナーが自分の思い込みで決めてしまわないこと、得意な施術に偏らないこと、クライアントの好みで決めてしまわないということです。本当にクライアントに役に立てられるにはどうしたら良いのかを、プラクティショナーは知識だけでもなく、情感だけでもなく、直感だけでもなく、統合的な智慧を求めながらセッションを組み立てていきます。

それが、セッションを始めて数分でほぼ決まる場合もあるし、なかな

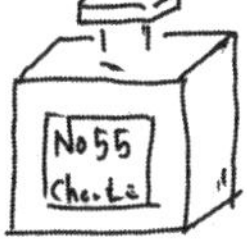

か決まってこない場合もあります。クライアントとプラクティショナーが同じ空間と時間を共有していて、その空間と時間が智慧を生み出している感じの時には、とても自然にそして迷いなくどんなチネイザンを行うかが決まってきます。決まってこない場合には、焦らずに一つ一つの施術を心を込めて淡々と進めていきます。そうしているうちに、大体は方向性が決まってくるものです。柔軟性のあるセッションの組み立てをするには、ある程度多くの施術方法と対処方法を習得していることが、必要になってきます。

そして、いつでも主人公はクライアントであることを、自分のハートに聞くことが大切です。決して、褒められるとか、上手だとか言われることが大切なことでないことを点検する必要があります。クライアントに表面的な満足を得てもらうことが大切なのではなく、本質的に役に立てられるようなチネイザンを心がけることが大切だと考えています。

プラクティショナーは、健康で心が安定していないといけないか 自分を愛せないと他人を愛せないか

Do i have to love myself, before I love somebody ?

プラクティショナーは、健康で、心が安定していないといけないと、よく言われます。それは、それに越したことはない。もちろん、感染症になっていたりした場合には、施術を行うのはまずい。でも、身体の具合が少し悪いとか、何らかの感染症ではない持病を持っているとか、落ち込んでいるという場合にはどうすると良いでしょうか。あるいはとても疲れている時とか、ストレスで大変な時には、どうするのが良いでしょうか。

僕は、できるならば、施術をすることが良いと考えます。プロというのは、状況が悪くても、ある程度の結果を出せるということです。調子の良い時に、具合よくいくだけでは、まだセミプロでもないと考えます。よくプロというのは、その分野でお金を稼げることと考えることが多い

ようですが、僕は基準はお金のことではないと考えています。そもそも仕事とは何かというテーマにもなりますが、経済効果ではなく、そのことに責任をもって、誠実に行えているか、どんな状況でも何らかの効果や成果が出せるか、そして、その人の生き甲斐に響いているか、などを自覚して行っている人がプロではないかと考えています。

実際に、気分が少し落ち込んでいる時や、疲れが溜まっている時のセッションが、かえって素晴らしいことになる場合も、多くあります。

もっと大きなテーマとしては、「自分を愛せない人は他人を愛せないか？」ということです。ニューヨークで行ったワークショップでは、自分を愛せないから無理だとか、自分が健康じゃないのに、ヘルス関係のことはできないという人がよくいた。

「その気持ちは分かるけれど、じゃあ、一体いつ人を愛せるのですか？」

お母さんが、自分を愛せないから、赤ちゃんを愛せないってありますか。自分が病だから、親の面倒を看れないとかありますか。僕は、不完全だから、何も他の人にできないということでしょうか。と問いかけてきました。不完全だからこそ、人を愛そうとして、そこで一杯学ぶんじゃないだろうか。遠慮しないで、愛して、人に関わって、失敗しても良いから、心だけは込めて。と思っています。

心が壊れたことのある人、病に向き合ったことがある人、お金に困ったことがある人、人間関係で悩んだことがある人は、プラクティショナーとして貴重なことだと思います。実はプラクティショナーが堂々と悩める、迷える、病にもなれる、それでも、ニコニコしている、そういう人がきっと価値があるプラクティショナーだと思います。本当の意味で愛が深い人になってきたら、きっとチネイザンのセッションも、触れなくても一緒にいるだけで行えるんだろうなあと思ったりします。

僕は、まだまだです。そういうまだまだの僕でも、心を込めてそしてさりげなくチネイザンを行うことによって、そして日常生活で悩みながら積極的に先に進むことが、少しでも本当の愛の方向に向かうことだと信じています。それがプラクティショナーという行者のあり方だと思っています。

Episode エピソード⑦

何も特にしないのに、3ヶ月で楽〜に10kg痩せたジョンとキャロル

Effortless weight loss

「痩せる」ということでの面白いエピソードを2つ。

アラスカで歯医者として活躍してから、リタイアして自由に世界中を回っているジョンとも、もう古い付き合いになっている。アラスカの彼の大きな家に招待されて、大きなサーモンを6匹も釣ったことがあった。全くのビギナーズ・ラックだった。

ジョンは、いつも腰が痛いと言って、歩く時も腰が曲がっていた。チネイザンのセッションをして、はっきりしたのは、まずは体重を10kgは減らすとかなり違うということだった。彼は、大腰筋とか、骨の問題だと思っていたらしい。背は、僕と同じくらいの172cmくらいだけれど、骨太で頑丈な身体だ。腕っぷしだって、首だって、立派なものだ。若い

時には、一人で熊を討ち取って、担いで家まで持ってきたこともあったそうだ。父親も、兄貴も、ジョンよりももっと大きな頑丈な身体つきだったそうだ。だから自分も熊のようになりたかったという。

そういうジョンも、何度もダイエットをして痩せようとはしたらしい。でも、いつも5kg痩せて、7kg太るような感じだったという。

セッションのすぐ後に、ドライブをしていた時に、僕は「きっと食べ物を変えることも、エクササイズをすることも必要ないと思うんだ。自分のイメージを変えさえすると、ジョンは痩せる。」と話していた時に、目の前に、大きな白頭鷲（Bald Eagle）が木の上に止まっていた。フワッと大きな羽を広げて、優雅にそして、力強くはばたいた。さすがに、アメリカ合衆国のシンボルにもなっている鳥だ。2人とも息を止めて、瞬間の感動。そして、2人で同時に「そうだ、Bald Eagleだ！」

これからは、自分のイメージを白熊から、Bald Eagleに変えた。太った鷲は飛べないぞ。

それから、3ヶ月くらいして、ジョンと会う機会があった。

向こうから歩いてきたのがジョンだと分からないほど、シルエットが変わった。歩き方も変わった。なんと10kgキロ痩せた。ジョンは、特に何もしなかったけれど、白熊から白頭鷲に、自分のイメージを変えたら、体型が変わったという。最近のジョンは、どうも熊と鷲の間の動物になっているらしいけれど。

ニューヨークやヨーロッパでも、南米でも活躍しているキャロル。60歳代でも、活発で、声も大きい。高価な洋服で、オシャレだ。でも、昔の自分と比べると15kgは多いという。

彼女にも、セッションをして、仕事のことなどの課題は出てきた。でも、彼女は痩せたいと言う。昔の写真があるかと聞いたら、確かにすらっとしてドレスがとても似合っていた。15年ほど前のものだった。

「昔、こうだったら、まあ、7kgは痩せられるよ。」

食事にも気をつけていて、エクササイズも充分にしているキャロルは、「どうやって？」

それは、この写真が自分だということを潜在意識に分かってもらうこと。着たい服があったら、その服で颯爽と歩く自分を目標にすること。

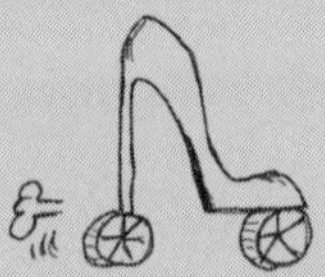

そうした時に、どんな感じなんだろうか。日本語でいうと〝ルンルン〟みたいな感じらしかった。

ただ痩せるでは、なかなかモチベーションが上がらないから、その服でルンルンのイメージで、今からやってみよう、ということになった。ビジネスで成功している人の一つの傾向は、良いと思ったら、すぐにその気になることだ。毎日、何度も、ルンルンのイメージで、絵を描いたり、服を買ったりしたらしい。

キャロルも、3ヶ月くらいで、7キロ痩せた。潜在意識が変わると、実際に変化があるということだと思う。

2人とも、共通なのは、信じる力が強いこと。すぐに行動すること。成功を疑わないこと。見ていた僕が、羨ましいと思うほどの、素直さを持っている2人だ。

第5章

Things I've learned through Chi Nei Tsang
チネイザンから学ぶ

チネイザンを学びながら、クライアントのために一所懸命にチネイザンを行うのですが、ふと気がつくと、プラクティショナー自身が、いろんなことを学んだり、発見したり、気づいたりさせてもらっています。もう限りない発見や、学びや気づきがあるのですが、そのいくつかをお話しします。

氣ってなに？　どんな時に氣が流れるか

What is Qi？

チネイザンは、ある意味で氣功療法とも言えます。

では、氣とは何でしょう？

日本人は、氣というものをなんとなく分かっている感じでいる人が多いと思います。日本でのワークショップで、「氣とは一体なんですか？」みたいなストレートな質問はほとんど出てきたことがありません。アメリカとかヨーロッパでは、What is Qi? という質問は、氣功、太極拳、チネイザン、瞑想のどのワークショップでも質問されることが多い。インドのプラーナと同様なもので、Life Force Energy ですと答えて、それがないと命が成り立たない、目に見えないエネルギーですと答えるのが、一般的です。

氣がエネルギーならば、測定出来るのではないかということで、様々な研究が行われています。沢山出会った瞑想の先生の中でも、僕にもっとも影響力があった故本山博先生も、氣の研究をなさっていてＡＭＩと言う氣の測定器を発明もされて、プラーナと氣と臓器機能、そして超心理学の研究もされていた。この分野で世界の先端にいらっしゃいました。

僕も、何度もAMIで測定サンプルとして参加させていただいた。本山先生は、測ることが出来る氣もあるけれど、まだまだ測ることが出来ていない氣のレベルがあって、そっちのパワーが大きいなあ、と言われていました。

僕も、その後長年、氣とかプラーナとかのことを考えてきたけれど、氣には幾つものレベルがあると実感しています。

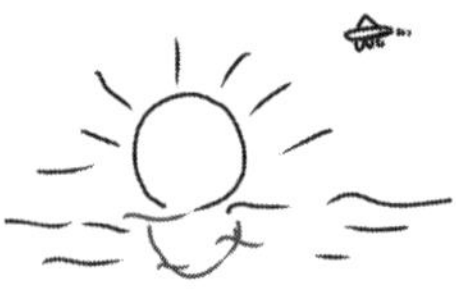

「氣」という言葉は、いろんなニュアンスで使われてきています。鍼灸で使う氣は、インドでのプラーナや、タイのセンと言うものと似ていると思われます。元気、気を使う、気晴らし、根気、気が利く、いろんな表現が日常的に使われています。

様々な氣功の先生にも出会ってきました。氣で人を飛ばしたりする先生も見ました。氣を流すと言うことで、手から電流のようなものが流れる氣功師もいました。それぞれ学んでみたりもしました。僕の指からは電流は流れなかったし、人を飛ばすことも出来ませんでした。ちょっと残念だけれど、ほっともしています。ビール瓶を頭でこわしたり、火渡りをしてみたりもしましたが、これは氣の問題ではなく、度胸というか気合いのことでした。

氣の流れと言うけれど、どういう時に氣が流れるのでしょうか?

僕なりに考えてみて、良い氣が流れる時には、好奇心がある時、ワクワクしている時、ホッとした瞬間などかなあと思います。氣を流すぞ、とか、良い氣を集めるぞ、みたいな時には意外と気分だけで、うまくいっていない感じがします。逆に、嫉妬心とか、自己否定感の強い時とか、そういう時には、ネガティブな氣が湧き上がるような感じです。

と言うことで、僕は氣功とか太極拳を行う時には、とにかく良い気分とか、爽やかに微笑むインナースマイルを感じながら行うのを勧めています。多少フォームが違っていても、その方が良い。フォームがきちんと正しくても、窮屈だったり、頑固だったりすると氣がスムーズに流れないと感じています。

チネイザンを行う時にも、ワクワク感、ご機嫌感、などが大切だと信じています。

氣 ≒ Love

氣をもっと別の観点から、もっと実感のあることで考えられないかなあと、長年思っていました。僕なりの納得した説明は、氣 ≒ Love です。

Love 愛は、日本では日常的には使われない言葉で、概念もはっきりしません。

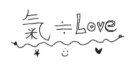

氣≒Love

明治時代に西洋の文化が入ってくる前には、愛と言う概念ではなく、別の表現があったようです。むしろ、もっと細かな表現で分かれていたのだと思います。慈しむ、恋、情、間接表現など。ギリシャ語では、エロス、フィリア、アガペーなど、10以上の愛を表現する言葉があるそうです。アラブ語でも沢山の表現があるそうです。

ニューヨークに移住して、驚いたことの一つは、毎日必ず何度もLOVEという言葉を使うことでした。いろんな意味で広く使われているのにも驚いた。I love Chocolate. I love this weather. I love NY. I love my dog. そしてI love you.

最初にニューヨークに住み始めた頃には、loveは基本的に男女のロマンチックな関係に基づいてるのかなあと思っていたのに、これはただのlike very muchということかなあと思ったりもしました。でも、ただのlikeではない、何かが潜んでいる感じはしました。love songsでも、多くは実は「神」という関係からある言葉なのだと気がつき始めました。

氣≒love。

ある時に、そうだ、氣は、ほぼloveと同じだと、実感したのでした。

loveは、人を育てることも、潰してしまうことも、生かせることも、殺すことも出来る。そして、生きるには必須のもの。目には見えなくて、測れるような気もするけれど、本質的なことは測ることが出来ない。こうして考えてみると結構、色々はっきりしてくることが多いのにびっくり。

氣も同様に、氣で人を助けたり、育てたりも出来る。氣で、人を潰してしまうことも出来るし、殺したりも出来る。人を助けたりも出来るし、病にすることも出来る。愛は、個人の中から出てくる感情的なことのように感じるけれど、本質的な愛は、そうじゃない。自分の好き嫌いとか、都合が良いとかではない。どこか宇宙からというか、自分を超えたところから発している。そうでないと自己中心の愛になってしまう。愛はあれば良いと言うものではなくて、質がとても大切。

氣もそうだと思う。氣が自分中心で発信しているものだと、危険なことがある。氣がもし沢山あっても、それは陰にも、陽にも使える。かえって危険な時だってある訳です。

愛も同じ。愛も氣も、豊富にあって、質も高いのがいいですよね。愛も氣も、磨いていくことが必要、育てていくことも必要。自分勝手に、自分中心になってしまう傾向があることに常に注意することが必要。愛も氣も、無くてはならないもので、見ることも触ることも出来ない。どこにでもあって、どこにもない感じ。

チネイザンは、氣の療法。チネイザンは、確かに、愛のアクション。チェリシング・ラブ（Cherishing Love）を大切に、応援するような、育てるような慈悲の愛がベースです。深いチェリシング・ラブを持っているけれど、奥深いところにあってさりげなくいたい。表面はさりげなく、あんまり外に宣伝していないけれど、肝心な時には豊かなチェリシング・ラブが湧き出てくる。そういう人に、僕はなっていきたいと、密かに思っています。こんなことを書くのもちょっと恥ずかしいけれど。そして、TaoZen には、さりげなく深い愛を秘めている人が多く集まってきてくれています。

ベイルートで僕の TaoZen ライフ・プラクティスのワークショップを応援してくれているスーフィーの家族の玄関に、素晴らしいアラブ語のカリグラフィー（書）が飾ってありました。何を書いてあるのかは、最初は分からなかったけれど、感動した。

その意味は、Love is my Religion でした。

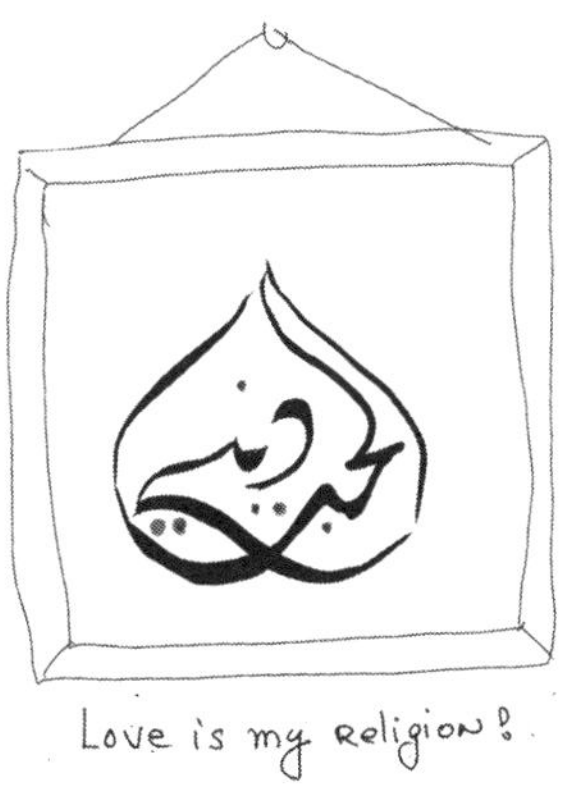

邪氣について

About malicious Qi…

多くのセラピストの人から聞かれる質問に、「他の人の邪氣や、感情をもらってしまって、困るのですが、どうしたらいいでしょうか?」と言うのがあります。

僕の意見を説明します。まず、邪氣というのはないのではないか。邪氣というのは自分に都合が悪いということではないか。その人個人にとって都合が悪いとか、好きじゃないとかいうことではないかと思うんです。別の人にとっては、別に都合が悪くなかったり、嫌いでない可能性があるのでは。仮に、人間のほとんどに都合が悪くても、それは、もしかしたら、コウモリやネズミには好都合かもしれない。もちろん多くの人間にとって、好都合なことは便利です。ある個人に良い場所が、他の人に良いかも分かりません。いつまでも、都合がいいかも分からない。なんでも変化があるから。

そもそも、邪氣という気持ちの奥には、自分には邪氣がなくて、相手かその場所に邪氣があるという、どこか傲慢なところを感じます。とは言っても、他の人の氣や感情に左右されるのが現実です。これに対しては、いくつか対処方法があります。

一つには氣功があります。観音氣功や、アチャラ氣功、などの氣功を普段から行っていることが有効です。もう一つ、セッションを終えてからの方法としては、出来たら生ぬるいお湯（少なくとも冷たくない水）を流して、そこに両手を添えて、滞っている氣を流す感じにしておく。10秒くらいで充分です。あとは、柱や、壁で、土に繋がっているものがあれば、そこに両手を開いて触る。アースニングをするのですが、建物によっては、これが出来ない構造や材質のものが増えています。

この方法は、クライアントが続く場合には、特に有効だと考えます。前のクライアントの氣や癖を、次のクライアントに引きずりたくはないですから。

チネイザンも、どんなタッチでも、触れるということは、両方のエネルギーの交換が始まります。でも、たとえば、地下鉄の中でも交換が起

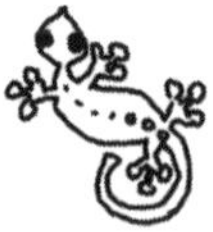

きる訳だけれど、そんな場合にはあんまり深く氣の交流をしたくないこともあります。そういう場合に、有効なベルトチャンネル瞑想という方法で氣のバリアを作る方法があります。でも、これをやり過ぎると自分を守り過ぎて、自分の牢屋を作ってしまうことになります。少なくともチネイザンや他のセッションをしている時には、出来るだけ自分のバリアを外して、どんな氣でも、正々堂々と引き受けてみる度胸と信頼が必要だと考えます。

パワースポットというのも、多くの人間にとって好都合なエネルギー、氣が集まっているという事だと思います。確かに、すごいパワースポットってありますよね。でも、ということは、そうでないところがあるということです。全てのところがパワースポットだったら、特にココというパワースポットはなくなってしまいます。たまにはパワースポットを作ってくれている他のパワーがないと思われている場所にも感謝をしなくてはと思ったりします。自分の持っている不都合なことや、嫌な考えにも、感謝することも重要だと思います。

触ると、同時に触られる

Touching and being touched...

施術方法を学ぶときに、どこをどのように押すとか、動かすとか、包むとか、緩ませるとか、どのくらい強くとか、ゆっくりとか、方向がどっちだとか、どの指だとかを詳しく学びました。そして、どのような効果が期待されるかを考えながら、チネイザンの施術をするというように学びました。長年行ってきて、そうしたこと以外に気がついたことが沢山ありました。

タッチについて、僕にとっては基本的で重要だけれど、教わらなかったことがいくつかあります。まず、触ると同時に触られるということの発見でした。例えば、僕がクライアントのお臍周りに手を置くと、触った瞬間にクライアントのお臍周りに僕の手は触られるということです。誰かの肩を触ると、その人の肩を通して僕は触られるということです。

鉛筆を触っても、同じことが起きるのでしょうが、生き物は特にこの相互関係がはっきりしています。相互関係のタッチということに、気がつき、これこそ大事なことだということに気がつくまでに10年くらいかかりました。

タッチする行動は、意志があり、リーダーシップもあってのアクションです。でもずっと、タッチしている方が一方的な「行う」という気持ちで施術しているともったいない。触られているという受動性も大切です。

あくまでもコミュニケーションというか、相互性が重要だという事も、認識しておく必要があると考えます。しかも、前に説明した少なくとも8つのレイヤーでの、相互コミュニケーションです。だから、とてもダイナミックなものです。

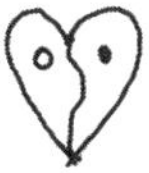

離れる時こそ、アート

Separation is the art...

タッチをする時には、クリアな意志や勇気が必要です。そして、実は離れる時が味わいの重要なところだということにも、長年気がつきませんでした。例えば、人先指での施術をしていて、押したり、回したりしていたとします。いずれ指を離さないといけません。次のポイントに移る場合もあるし、別の施術方法に移るかもしれません。そういう時に、次のことを考えている瞬間があって、結構気持ちがすでに離れてしまっていることが多いのです。実は、離れ方が上手に行くとそれ以前が今ひとつでも、うまく行く事が多いのです。

離すプロセスを大切にしてみてください。だからといって、ゆっくりするという訳でもない。僕の場合には、あまり丁寧でゆっくりだと、どうもお互いに落ち着かないことが多いのです。でも、時々本当にゆっくり行うこともあります。スッと終わってしまうのも、また味わいがあったりもします。この辺りが、個性でもあり、相互間で決まってくるものです。お互いの性格や生き方や在り方が出てきます。

人との出会いでの、さようならという状況でも、サラッと「じゃあね」と走っていく方がジーンとくる場合もあるし、丁寧にゆっくりとハグして別れるのが良い場合もあります。何も言わない時もあり、色々笑ったりする方がいい場合もあります。相手によっても状況によっても異なってきます。

一つ一つの施術が、出会いで、お付き合いで、お別れです。出会いは、勇気。お付き合いは、会話だったり、遊びだったり、試行錯誤。お別れは、アートかなあと思っています。それが、ちょっとした日常的な別れでも、もっと長い別れでも、難しい別れでも、チネイザンでの指の離れでも、同様なことかなあって、思っています。

オノ・ヨーコさんと、何度か仕事をさせていただいた事があります。

彼女がどこかの機会に言っていたことです。「hello というのは、勇気です。もうこの人と会える事がないかもと思うと hello っていう勇気が出るわ。でも good bye ということ、別れるということは、それはカジュアルな時でも重要な時でも、とても難しい。アートなのかしらねえ。

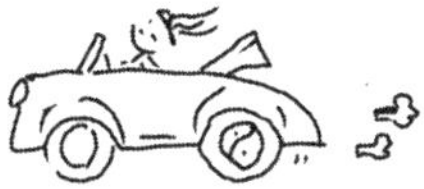

明確なイメージと強い意図と、それにこだわらない気持ちを、同時に持ちたい

Clear Intentions and Surrendering

これは、どの施術にも、セッション全体にも言える大切なことです。施術をする時には、明確なイメージと意図を持つこと、そして同時にそれに拘らない柔軟な気持ちを持って、淡々と行うこと。そして、委ねる大きな心が必要。結果や効果には、冷静な観察力が必要です。

ある臓器へのアプローチの場合には、その臓器のイメージを多角的に持つことが大切です。そして、その施術でどんなことが起きるかという可能性も、いろんな方向でイメージしておきます。例えば、下行結腸だと便秘に効くとか、卵巣ならば生理痛に効くとか、それだけのイメージしか持っていなければ、もっと他の影響がある可能性を低くしてしまうことになります。

ちょっとしたタッチが、心に響いたり、人間関係に響いたり、するかもしれない。もしかしたらかえって、具合が悪くなることもあります。施術によっては、優しくそっと、ということもあれば、ある時には強い気持ちで、ちょっと厳しい心持ちも必要。淡々と行うことも必要だし、熱い情熱が必要なこともあります。冷静に俯瞰しての観察も必要です。

いつでもクライアントが主人公であって、僕たちプラクティショナーは影武者のようだったり、応援者だったり、厳しいコーチだったりです。知識も感情もイメージも、体験も、豊富でいて、さりげないチネイザン・プラクティショナーを目指したいですね。

各々の臓器が個性的で、生き生きしている感じが嬉しい

Inner relationships

臓器それぞれに、個性があります。またミッションも違っています。でも、それぞれが連結して生きています。僕のそれぞれの臓器が、生き生きとしている方が、僕が生き易いはずです。それぞれの臓器が完璧でも、連結が悪かったら、どうしようもありません。

ある臓器の調子が悪い時もあるはず、それでも他の臓器が助け合って、全体がいい感じだといい訳です。

チネイザンや、インナースマイル瞑想を通して思うことがいっぱいあるのですが、それぞれの臓器が個性的であって、主張もあって、生き生きしているのが良いなあと感じるようになったのです。そして、その感覚が手を通して、ある程度わかるようになってくるのがチネイザンの楽しさの一つです。

家庭や、会社や、社会も、地球全体の生き物の関係も、そうあってほしいですよねえ。自分の身体や、心のことは、自分だけのことではないなあって、つくづく思います。

パラドックスと、今ここに、というテーマ

Paradox,Be here and now

タオゼンのテーマでもあり、チネイザンのテーマでもあることの一つに「パラドックス」と、「今ここに」というものがあります。

パラドックスは逆説。なんでもふと逆を考えてみるということです。

これが正しいとか、これが常識とか思っていたら、逆を考えてみる。

極端な例では、殺人は犯罪だ。確かにそう思えるけれど、戦争の真っ只中では、多くの人を殺して人が英雄になる。地球が動いている。地球は動いてない。食べ物は右手を使うのが正しい。手で食べるのは良くない。肝臓と怒りは関係ある。その怒りは肝臓と関係ない。なんでも良い、屁理屈みたいでも良いから、逆説を楽しんでみる余裕が欲しい。

「今、ここに」は「Be here and now」という有名なフレーズで禅の考え方から発生したものです。ビジネスの場でも良く使われています。僕は、オランダのエグゼキュティブ・ライフ・コーチングの資格もとりましたが、結構このフレーズを使っています。つまり、今、ここに、いなさい。過去のことやら、未来のことを考えすぎて、今を薄くしないで。

今、一緒にいるここ、を大切にしましょう。という禅の教えです。特に、今は情報が過多で、時間も何か凄く早く進んでいる感じを受けるので、このBe here and nowは、特に心がけたいことです。この「今ここに」によって、自己中心になったり、現実逃避にならないように気をつける必要もあります。

これもトレーニング方法が沢山あり、複雑なもの、数人で行うもの、自分で行うものなど、プラクティショナー養成コースのレベル2や3で行います。簡単な方法としては、ふとした瞬間に呼吸に心を向けて、呼吸に心を乗せる、その際に無理に呼吸を深くしたり、ゆっくりはしないで、出来るだけそのままの呼吸で。

Be Here and Now

チネイザンや瞑想は、Be here and now を要求する行為です。チネイザンの施術自体が、「今、ここに」のトレーニングになっています。クライアントもプラクティショナーにとっても同様です。これが上手くいっている時には、クライアントとプラクティショナーが同じ空間と時間を共有しています。スポーツでいうゾーンに入っている状態です。これも沢山経験することで、トレーニングが可能です。

ところで、今、ここ、というけれど、今の範囲がこの瞬間を含めてもっと大きな時間を保てる人がいます。この1秒にもっと大きな何年も、何百年も自然に含めるような感じです。ここ、というけれど、この部屋とかではなく、アジア全体とか世界全部とか、宇宙とかを自然に含めるような人もいます。そういう人たちと同じ時間と空間にいたことがあります。これは、もうその人の魂の大きさということだと感じます。素晴らしい存在です。有名だとか、仕事が出来るとかとは違った基準です。魂の大きさや広さは、装ったり、見せかけることは出来ません。

お金のこと、家族関係、仕事と、チネイザン

Money, Family, Word,,and Chi Nei Tsang...

お金とチネイザンって、なんか関係ない感じを受けるかもしれませんが、現代では、サバイブには経済ということが大きく関係しています。お金が現在の文化のように重要でなかった時代には、土地とか地位とか体力のほうがサバイブにはもっと重要だったでしょう。あるいは、家や、村や、宗教に所属するかなども重要だったと考えられます。狩猟文化か、農耕文化かにも、宗教観や社会観によっても違ってきたと思われます。

また、お金（経済）をどう考えているか、身体がどう理解しているかは、大きな課題です。どのくらいお金があるかとかではなく、今の自分の経済的な事をどう感じていて、未来はどうなるだろうかと感じているかです。そして、こういうことが身体に響いています。

もちろん家族関係、夫婦関係、親子関係なども、心だけではなく、身

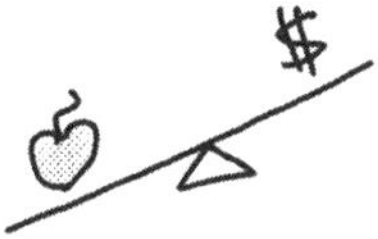

体に影響があります。チネイザンでは身体からの情報や声を聞く必要があります。住む場所、仕事、未来感、自己否定感、自己肯定感、所属している社会への感覚なども、もちろん、洋服の色、寝室、どんなことが今、影響が強いかは、本当に様々です。総合的にいろんな方向から見て、チネイザンを行えるようになるのが、レベル2と3の目標です。

　このような事を見抜く才能は、実は誰にもあって、それを磨くことは出来ると考えます。磨くためのメソッドも多くあるので、それを通じて学んでいきます。自分のことだったり、家族や、パートナーのことだったりすると、このような視点が濁ってしまうのが普通です。かといって、全くの他人では、鋭い感覚は出てきません。だから、セラピストやプラクティショナーや、コーチが必要なのです。冷静に、同時に情熱を持って寄り添えるような立場です。そして、自分に対しても、このような視点を持てるようになっていくことが、大きなテーマです。

　これが、TaoZen ライフ・プラクティスのひとつの大きな目標です。

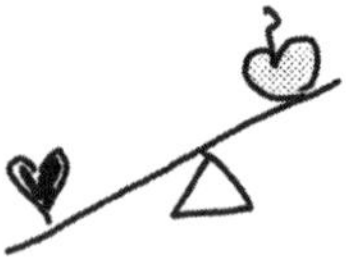

健康ってなあに？
What is health?

チネイザンは、健康のために行っていることは確かです。健康のために、僕たちはいろんなことをやっています。食べ物、エクササイズ、ハーブ、など。僕自身、相当に健康フェチなので、いろんなことを試しました。

でも健康ってなんでしょうか？

ＷＨＯが、１９４６年に定義した文章は、Health is a state of complete physical, mental, and social well-being and not merely the absence of disease or infirmity.（健康とは、単に病気や虚弱がないということではなく、身体的、精神的、社会的に完全に良好な状態を指す。）です。

これは、その当時は病気がないことだけでないということで画期的だったらしい。でも、これが健康なんだろうか？自分なりに、自分にとっての健康とは、幸せとは何かという問いかけをする必要があると考えます。

僕的には、身体的、精神的、社会的に完全に良好な状態を指す、というところで、もう無理っと思ってしまうところがあります。完全というところがどうもねえ。

不完全でも、健康なんじゃないかと思います。

ロス・アンジェルスに住んでいたロイドと、フィラデルフィアに住んでいるボリスは、タオを通して親友になった3人でした。ロスのロイドはもう、本当に健康フェチで、毎朝ヨガ、食事も健康食、経済的にも裕福、見るからに健康だったけれど、癌を患って急激に弱っていた。奥さんにそろそろ最期かもしれないと言われたので、僕とボリスは、ロスに飛ぶことにした。ロイドの頑強な身体は痩せ細り、確かに自分の最期を感じていた様子だった。何か3人でしたいことがあるかと尋ねたら、80年代に流行ったCheech and Chongというマリファナをテーマにしたコメディの映画を観ながらpizzaでも食べたいというのです。ボリスと2人でその映画を探して借りてきて、ピザとコークを買ってきて3人で観た。ついでに僕の好きなピーターセラーズの映画も借りてきた。ロイドの体力もあって、おそらく30分くらいしか映画は観ていないと思う。奥さんが、なぜピザとコークなの？なんでその映画なのと笑っていた。

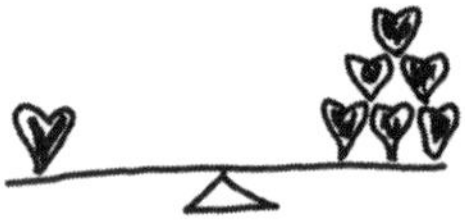

その時に、誰が一番、健康かと僕は思った。確実にロイドだった。そして、そのことをロイドに言ったら、笑っていた。痩せた顔には、昔の威勢の良いロイドではなく、幼い子供のような笑いがあった。僕とボリスは、無理やり笑っていた。堂々と病気を受け入れていて、その瞬間に幸せに浸られるロイドの方が遥かに、健康じゃないかと感じた。

堂々と病や不都合な状況に立ち向かえたり、認められて、その中で、何か魂が生き生きしている、そういうことも健康なんじゃないかと考えます。調子の悪い時、都合の悪い時にこそ、本当の健康が問われるのではないかと思っています。健康や美容や幸せや成功についての仕事をしている方は、それが失われそうな時、あるいは失われた時にこそ活躍が出来るのじゃないかと思います。たまには、病気になったり、都合が悪くなることって、とても大切だと思います。いつも健康で幸せな人は、実はチネイザンやヒーリングや、ビジネスコーチには向かないんじゃないかとも考えています。どんどん人生経験をしてほしい、冒険もしてほしい。自分にも、仲間にも唱えています。

治ること、治らないこと

About healing

何かすると治るとか、何か食べると治るとか、よく言われますが、このことも考えてみたいと思います。

チネイザンも腸の不調を治すとか、生理痛を治すとか言われることがあります。そもそも、日本の法律では治すとかは言えないらしいのですが、そういう意味でなく、根本的に治るのかということを考えています。

医学でも治せるのか。おそらく治るものも、治せないものもあるかと思います。例えば、風邪とか、軽い頭痛とかは治るでしょう。チネイザンをやりながら、色々考えさせられました。結構治らないものって、あるなあと。例えば、酷いアレルギーとか、喘息とか、他の慢性疾患や、筋ジストロフィーのような遺伝性のもの、ある種の肝炎などは、治るということよりも、症状を緩和させるとか、マネージするということになると思います。とりあえず症状が50年も出ないと治ったことになりますが、実はそのテーマを次世代に渡しているのだろうなあと思います。

医療がこのままのペースで進歩して治療が進んで解決出来ることが増えていくかもしれませんが、それ故にまたもっと複雑な状況も出てくるかもしれません。

病気でなくても、背骨の歪みや視力の弱さや、心の歪みも、同様で、治すことよりも、上手に一緒に生きていく、その不都合によって学ぶことは何かという姿勢も必要です。自分の世代だけでは、どうにもならないこともあるかもしれません。何世代も前の人の課題を、今自分が担いでいるかもしれません。その辺りを見極めて、サポートするのもチネイザンの役割だと思っています。治らない可能性にも、正面切って向き合える力がある場合には、その方法で対処していくことをサポートします。

本人が正面切って立ち向かえない場合もあります。その場合には、無理やりではなく、応援する方法が適切だと思います。

チネイザンで、身体に聞いて、心に聞きながら、この辺りを探りながら、クライアントをサポート出来るような存在でありたいです。もちろん、不都合なことを緩和することも大事ですが、根本的なことも常に見ていたいと思います。

Episode エピソード⑧

グレッグのこと、家族に行えるか、行えないか。グレッグと父、僕と母

Is it easy to do Chi Nei Tsang foryour family?

チネイザンのセッションを家族やパートナーの方に行いやすい人、やりにくい人、全く出来ない人など、様々です。これはどうしてなんだろうと考えさせられます。これは単にスキンシップがしやすいかどうかという事だけではなく、チネイザンは身体的密接感と共に、何か精神的な関わりが強いという面もあるからだと感じます。

グレッグという、ユダヤ系の親しい友達がニューヨークにいました。僕たちは、ある時期ほとんど毎日の様に会っていました。一緒に瞑想したり、氣功をしたり、夕食を食べに行ったり。振り返ってみると2人とも、

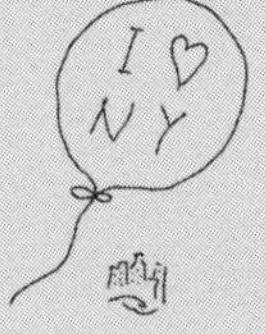

かなり精神的に落ち込んでいた頃だった。ニューヨークという街は、調子のいい時にはいいのですが、落ち込み始めると支えるものが何もない街。一人一人が非常に孤立している寂しい状況になりやすい、そしてそれを押し上げてくれるものが少ない街です。いい意味では個性的でダイナミックで、なんでも出来るし、すごいエネルギーなんですが。一人ぼっちだなあという事を、凄く感じさせる街です。なんでも競争で、いつでも「僕はここにいるよ！」「これをしているし、これが必要だ。」と叫んでいないといけない。タクシーを拾うのにも、戦い。何よりも、自分をいつも励ましていないと落ち込みやすい。どんどん他の人が押しのけて行ってしまうところがあります。

そのころは、僕もグレッグも、仕事もプライベートでも、とても行き詰まった感じの時期でした。僕は、自分が始めたマーケティングの会社が以前は順調だったけれど、行き詰まっていた。自分で制作、撮影していた長編のドキュメンタリー映画もどんどんお金が出ていくだけの状態だった。僕は、よく1人でセントラルパークを歩きながら、寂しさと何か苦々しい感じを背負って何時間もぶらぶらしていた。どうして他の人たちは幸せなんだろうって感じることも、自分は価値がないとも思いながら。

こういう時には、1人で夕飯を食べるということが、とてもしんどい。お互いにお金も心配で、チャイナタウンやコリアンタウンの安価な食堂みたいなところで、2人とも大好きな心理学と哲学と宗教を統合した思想家のケン・ウィルバーのことなどについて一所懸命に話していた。

グレッグは、アイビーリーグを出た優秀な男で、僕よりも10歳くらい年下。以前はインベストバンカー（投資銀行家）をやっていて、羽振りがとてもよかったらしい。その頃は、やめていて、何も仕事はしていなかった。住んでいるところは、父親のアパートの一室に居候。と言ってもセントラルパークを眺望出来る巨大な古いビルの上から3フロア全部がお父さんの家。キッチンもその辺のレストランよりも広くって、ダイニングルームでは、40人くらいのパーティは出来る様なアパートメント。直通のエレベーターには専用のドアマンが立っている。映画でもなかなか見ないような豪華さだった。その豪華なアパート（日本ではマンションというのでしょうね）の昔自分の部屋だった部屋にちょっと借り猫のように住んでいた。屋上からの眺めは、素晴らしかったのに、幸せな感じではなかった。

父親はスイスに普段はいるようで僕は2度しかお目にかかった事がない。母親とは小さい時に別れていたと思う、あまり話を聞いた事がない。父親とは、この10年ほど口を聞いた事がないと言っていた。

ある時に、父親がニューヨークにきていた時にお腹の具合が悪くなって、なんかお前はお腹のヒーリングを習ったらしいから、やってくれということになった。グレッグは父親に触れるのはもちろん久しぶりという状況でチネイザンをやってみた。

お腹の具合が落ち着いた。翌日、父はスイスに発った。1週間ほどしてから、父から連絡があって、あの腹のチネなんとかと言うやつなかなかいいねえ。チケット送るからスイスに来てやってくれないか。それから彼らは、話すようになった。チネイザンは実は父には2回しかやっていないらしい。その後は話が出来る親子になった。これだけでもチネイザンの意味があったとグレッグは言っていた。

チネイザンを、旦那様に毎週の様にやっていて、よく眠れる様になっ

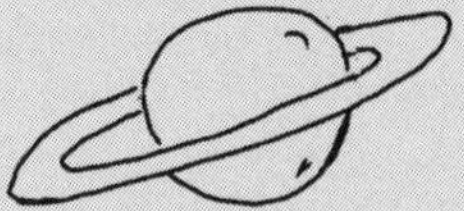

たんです。子供にやっているとか、施設にいるお母さんにやっていますと言う人もいます。一方、家族や恋人には、なぜか出来ないとか、一度やってみたけれど喧嘩になりそうだったからもう嫌という人もいます。
僕は、家族にチネイザンを行うのはとても難しい方の部類です。母親がある時に、お腹の具合が悪くて便秘がひどいと言うので、チネイザンを行ってみた事がある。「何、これって痛くも気持ちいいわけでもないわ。便秘も治らないわ、きっと。」という反応で、まあ我慢しながら、30分ほどやってみた。もう良いわと言う感じでした。ところが立ち上がったら、いつもは背中が曲がって歩くのに、スーッと背中が立ち上がった姿勢で歩いている。流石に、これには気がついて、「あれ、姿勢が治ってるわ。歩きやすいし。」その後、もう一度チネイザンをやってほしいということで、行った事がある。でも、どうもぎこちない。
チネイザンは、受け手も身体と心がオープンになっていないとなかなか上手くいかないものです。母の内臓は、色々語ってはいたものの、自分の家族となると僕の方も冷静ではないところが大きいことも確かです。母親は触られること自体が苦手の様でした。特に親しい人に。これが介護の人とか、指圧の人ならば、少しは楽なのでしょうが。

このセッションの後も、姿勢がスッキリしました。便通も少しは解消しました。

「よくなるけれど、でも、すぐ戻るのよね。全く、大したことないわね。」

その後は、一度もチネイザンをするチャンスは来なかった。

それから7年ほど経って、施設でなんとなく母の死が近づいたなあと感じた時にそっと手に触って、またねと手を振った。これがある意味でチネイザンのタッチだなあと思っています。実際に触れるチネイザンタッチが、出来なくても、何か出来ることがあるはず。そこまでチネイザンを深めたい。

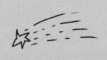

第6章

More about Chi Nei Tsang
まだまだあるチネイザン

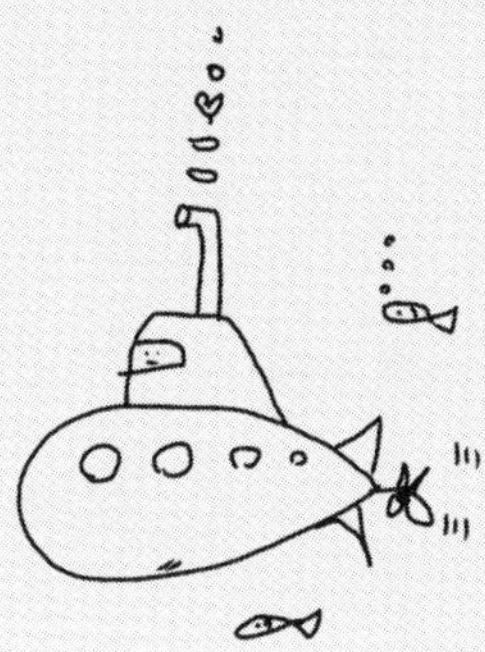

TaoZen ライフ・プラクティス

Taozen Life Practice

何度もTaoZen ライフ・プラクティスのことを述べてきましたが、もう少し具体的に説明させてください。

ギフトそのものの価値が大切なのではなく、ギフトの奥にある心というか魂が大切だと考えたいと思いませんか。

プラクティス（行）も、方法論だけだとギフトの価値やブランドを気にしすぎていて、本当の意味が薄くなっているのと同じ事になってしまいます。正しい技法も大切ですが、その奥にあるものの本質が大切だと考えます。

僕自身、様々な瞑想や太極拳などの、コレクターになってしまった時期が長かったので、方法をたくさん集めるだけでは肝心のものに届かないという経験を実感しています。とはいえ、適切な方法、メソッドも大切です。

ここではTaoZenライフ・プラクティスのコンテンツの一部を紹介します。年齢、性別、文化、体力、経験、どんな方でもできるメソッドです。5つのグループに分けてみました。瞑想、呼吸法、氣エクササイズ、ヒーリング、ライフ・エンパワーメントの5つです。

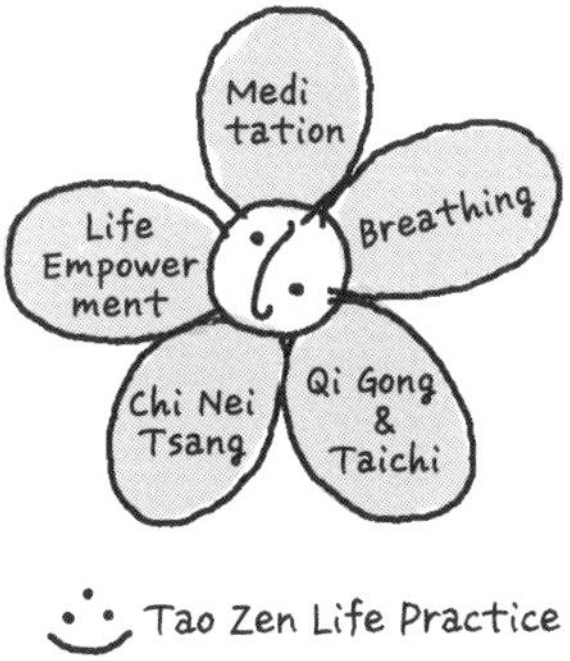

瞑想

瞑想がもっとも大切な要素です。

限りないほどの瞑想方法が存在します。日本での禅から始まり、インドの瞑想、チベットの瞑想、タオ、アメリカのニューエイジ的な瞑想、いろんな先生にもついて学びました。その中から、充分な伝統を持ちながら現代の生活に有効な瞑想方法、僕が特に面白いなあと思った方法を選びました。その一部をここで紹介します。

○インナースマイル瞑想

臓器へ内側から微笑み、感謝する瞑想法。臓器への繋がりが深まり、内側からの深いヒーリングが起きる、初心者にも向いている瞑想。

○ロータス瞑想

蓮の花をイメージに使う伝統的な瞑想。初めての方でも気軽にできるレベルから、高度なレベルまで9段階もある。

○小周天瞑想

体内の氣の流れの中で最も重要なチャンネルである小周天を、スムーズにする大変に重要な瞑想法。さらに高度な瞑想の基盤にもなり、太極拳やヨガや氣功にも、身体の健康にも大切。宇宙が回っているのと、体内の氣の流れが関わっている。小さな自分の身体や心にも、宇宙があるというイメージの瞑想。

○三丹田瞑想

神、氣、精と呼ばれる伝統的な3つの丹田のエネルギーを、確認し、活性化し、バランスを取る瞑想。ボディ、マインド、スピリットのダイナミックなバランスです。

○五行帰一瞑想

五行の要素は、身体、心、魂、時間、宇宙にも繋がる雄大な概念です。その各々の五行の要素を純粋化してから、一つに融合する内なる錬金術的瞑想。

○八卦瞑想

八卦や太極図を使っての瞑想。神秘的な要素と、古典的な科学的な要素の両面がある、かなり高度な瞑想でありながら、日常的な発見が多くある。

○北斗七星&北極星瞑想

古典的に、北極星は天に繋がる星と考えられていた。その北極星に向う瞑想法。心と身体を宇宙に広げる、あるいは、宇宙を自分に引き寄せる雄大なイメージの瞑想。

○OBE瞑想

小周天などを使って、Soul Body と Spiritual Body を確立して、身体から脱出した旅をする。OBE (Out-of-body)、幽体離脱というと怖い感じを受けかもしれませんが、楽しく安全に自分を大きく俯瞰する瞑想法。

○七世代瞑想

TaoZen 特有な瞑想方法。自分を基に、7世代過去に、7世代未来に意識を広げる瞑想。数千人にも広がる人間模様を自動書記的に描いていくプロセスの中で、驚く発見があるユニークなメソッド。

そして、今、ここで、何を自分がするかが問われます。

○沈黙の瞑想

言葉も、声も出さずに、皆んなで瞑想する。坐禅、椅子での瞑想、立禅、歩行禅、横臥禅などを学び、混ぜて行う。ミニ断食も同時に行う。究極の瞑想ですが、全くの初心者でも参加可能。

○満月の瞑想

満月の夜に行う幻想的な瞑想。月のエネルギーを自分に引き寄せることにより、深い静かな瞑想を経験する。太陽の瞑想もあり、陰陽の瞑想になる。

まだまだたくさんの瞑想方法があります。まずは気になるところから1日1回7分から15分くらいで始めることをお勧めします。

呼吸法

呼吸は、吸う、吐く、止めるだけなのに、これも数限りなく呼吸法があります。インドのプラナヤーマや、仙道の呼吸法などの様々な呼吸を習得することにより、自分の今の枠を超えたり、もっと多様に生きることをサポートする。呼吸が変わると、身体も心も変わってきます。

○片鼻呼吸

右と左の鼻腔を交互に使う呼吸法。心と身体の陰陽の融合でもあり、交感神経、副交感神経のバランスをとると言われている。瞑想の誘導にも効果的。

○三角呼吸、四角呼吸

吐く、吸う、止めるの時間をいろいろ組み合わせることによって、効果に変化がある。瞑想の誘導にも効果的な呼吸法。ヨガのクンバカ（止息法）も学ぶ。

○リバース呼吸

腹式、胸式呼吸でもない丹田呼吸とも呼ばれるパワー呼吸法。現代生活には、もっとも適切な呼吸法だと思われますが、なかなか学ぶ機会のないのが不思議。

○卵巣呼吸（睾丸呼吸）

自分の性、愛、生命力、創造力を再認識、再発見しながら、活性化する。古代からアンチ・エイジングの方法として伝授されてきた。婦人科的な課題、不妊症などにも効果が期待される。ヒーリング・ラブには欠かせない呼吸法。

○合気呼吸

呼吸も自分だけがしているわけではなく、他の人も、動物も、生物も呼吸をしているからこそ、自分で呼吸ができています。呼吸が合う、呼吸を合わせるとは、どういうものか経験します。生命の深さ、相互性へ深い気づきが起こる。

○胎児呼吸・リボーン瞑想

呼吸と瞑想で、胎児に、陰陽の原点まで、そして、それ以前まで戻ろうと試みる、伝統的なリボーン（生まれ変わる）の技法。古典的には、これにより星座やカルマから免れることができると信じられていた。現代的な意味でも、新たな自分を見つける有意義なメソッド。

氣エクササイズ

筋肉や柔軟性を鍛えるというのではなく、氣の流れをスムーズにする目的のエクササイズ。太極拳や氣功が代表的。日常的に使いやすいように、7分で、2㎡の広さで行えるようになっています。

○インナー風水太極拳

いつでもどこでも出来る、コンパクトで左右対称な身体に無理のない動き。東西南北のエネルギーを味わいながら、自分の中の風水を整える太極拳氣功。

○天真爛漫太極拳

中国武術のレジェンドであるリー・フェン・ジュン師と大内が作り上げた本格的な太極拳。伝統的な動きをダイナミックにまとめている。

○観音氣功

観音菩薩のイメージから出来上がったしなやかな優雅な12の動き

で出来上がっている。自然にハートがオープンになり、慈悲を実感を得ることができる氣功。

○アチャラ（不動）氣功

不動明王をイメージされた元気が出る氣功。信念、強い意志が表現されていると共に、ユーモラスな気功。

○老子氣功

老子をイメージした一連の動き。自然に帰る、大自然に溶け込む、そして若返るというイメージの氣功。

○TaoZen 12式気功

多くある伝統的な氣功法から、12の動きを選びました。身体にとても優しいものから、ちょっとパワフルなものまで。呼吸法と合わせての動きで、心と身体を整え、活力が湧き起きる氣功。

○ブッダパーム氣功

手のパワーとセンシティビティを促す氣功。5本の指が五行、左右の手が陰陽と繋がっている。手を使う仕事の全ての方に体験してほしい氣功。

ヒーリング

チネイザンで代表される、自分も癒し、人も癒す。身体と心と魂まで響くヒーリング・メソッド。

○チネイザン

この本で紹介しているユニークな施術方法。

○セルフ・チネイザン

自分でできるチネイザン。

○シックス・ヒーリングサウンズ

六字訣と呼ばれる伝統的な方法を、現代化したもの。音と動きと色を使って行う内側からのセルフ・ヒーリング。自分の臓器と感情について、深い洞察を得ることで、バランスが取れる様になる。特に感情のヒーリングに影響がみられる。

○ヒーリング・ラブ

性と愛への深い洞察と再発見できる呼吸、瞑想、氣功法。最近ま

では、秘術としてごく限られた人だけに伝授されていたメソッドを現代化しました。元来持っている生命力を活性化することにより、自然な若々しさ、勇気、魅力などが湧き起こる内側からのアンチエージングでもある。

○セルフ氣マッサージ

ちょっとした時間でできるセルフケア。氣の流れを整える優しいタッチによるマッサージ。個々の課題に合わせてのプログラムが有効。

ライフ・エンパワーメント

実際に生きる上で役に立てられるメソッドです。仕事、人間関係、生きがい、心のこと、決断、などで実際にサポートできる方法。東洋の伝統的な方法と、ヨーロッパ、アメリカのエグゼキュティブ・ライフ・コーチングを融合したメソッド。

○願いを叶える瞑想

まずは、自分の願いを再点検し、それを三つにまとめます。親や環境で決められた願いではなく、本来の自分が今、求めているものを探し出します。それを伝統的な方法（マントラ、ムドラ、ヤントラ）で表現することにより、潜在意識に刻み込み、自然に願いが叶ってくるメソッド。

○TaoZen ライフ・コーチング

自分だけで全てを解決することには無理があります。頭や、現実分析だけではなく、深層心理や深層身体にも響く生き方、あり方を一緒に探ってコーチングする方法。自分の生き方は、自分で切り開くのですが、伴走者や、応援が必要なことがあります。

○三宝コミュニケーション

瞑想や呼吸法などで、自分の中で複雑な会話を行っていることに気づいて、その内容を再検討します。他人とのコミュニケーションも複雑に行われています。伝統的な方法と現代的な方法を融合した形で気づきを促し、行動に移していきます。グループで行うことも、プライベートで行うことも可能。

○スペース＆タイム・セッション

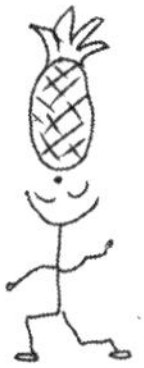

スペース（空間）とタイム（時）に気づく、あるいは作り上げることによって、深いヒーリングや理解がおきます。深く繋がるという実感を経験することから始まります。

こうしてあげると、沢山あるように見えますねえ。実はまだまだあるのです。色々あるところから、自分で選んで頂ければいいと思います。全てを行おうとしないで、とにかく毎日少しずつ試していただければ良いと思います。

いろんなメソッドがあるのが、TaoZenライフ・プラクティスの強さでもあり、弱さでもあります。一つの方法を磨いて、全てに対応するのも素晴らしいと思います。

混沌とした現代社会では、チョイスが多いというのは、それなりに意味があるとも感じています。誰かと一緒に食事に行こうとする時に、昨日、中華食べたし、その前の日には、日本食だったから、じゃあ今日はインド料理にしようかなあという多様性のある現代の日常生活の中にいる我々には、ある程度多種の瞑想や呼吸法などがあるのも自然じゃないだろうかとも思っています。とはいえ、全てを行う必要はありません。気になるところから、ゆっくり始めてください。

チネイザンの全体像

Overview of Chi Nei Tsang...

チネイザンの全体像も簡単に説明させてください。

現在、レベルを3つに分けています。

レベル1

レベル1では、施術を行うための基本を学びます。

チネイザンの基本的な考え方、お腹を中心にした正確な施術方法、基本的な解剖学、東洋医学、陰陽五行説などの知識、瞑想、氣功などが網羅されています。終了後、勉強会、特別ワークショップ、聴講制度なども儲けて、正式にチネイザン・プラクティショナーとして認定されるまでサポートしています。ロータス瞑想の基本、シックス・ヒーリングサウンズ、ブッダパーム氣功なども必須になります。

人に対して責任を持って施術できるチネイザンを習得できるように組み立てています。

レベル2

レベル2では、レベル1で学んだ施術法の展開、骨、筋膜、脳、など他の臓器へのアプローチ、空間と時間の共有のための瞑想や氣功、触れない方法でのヒーリング・タッチ、3つの丹田の使い方、など目に見えないアプローチも積極的に学んでいきます。クライアントや症状に合わせたセッションの組み立て方法も具体的に学びます。それに伴って、必要な瞑想や、太極拳、氣功、ヒーリング・ラブの要素もさらに深めていきます。

具体的には、脳、骨、筋膜、胆嚢、関節、眼、他に腎、肺、臍などの新しいアプローチなど、施術が増えます。

レベル2では、チネイザンの醍醐味をますます味わえるようになります。

レベル3

瞑想セッションや、TaoZenライフ・コーチングができるように訓練していいます。さらに深いチネイザンも学びます。

TaoZenライフ・プラクティス全体のことを総合的に習得していくことで、クライアントのあり方、生き方を応援するセッションになっていきます。


レベルという用語が、実はピンときていないのです。レベルが上がると必ずしも良いというわけではないのだということを踏まえての用語だと考えていただけれると嬉しいです。

チネイザンが、もっとも役に立てる形は、身体を整えるとか、リラックスしていただくということだけではなく、臓器、身体というものを多方面から感じながら、本来の生き方、あり方を模索しながら進んでいくサポートをするということだと考えます。

なかなか遠い道のりですが、レベル3までのプラクティショナーをもっと世に出していきたいと願っています。

なんでも、すぐにできて、分かりやすくて、楽しくて、有名なことが好まれる現代ですが、本当に大切なことはそうでもないという事を認識しながら、焦らずに進めています。

自分で出来るセルフ・チネイザン

Self Chi Nei Tsang...

自分で出来るセルフ・チネイザンもとても有効です。自分で、自分の臓器を感じながら、優しくタッチしてあげます。臓器によって、少し身体の捻りを入れたり、呼吸法を一緒に行います。誰にでも出来るセルフ・ケアです。

シックス・ヒーリングサウンズや、インナー・スマイル瞑想を加えると、効果と気づきが倍増します。ベッドに入ってからとか、お風呂の中、朝起きた時など、自分の生活に合わせて行うことが可能です。

ただ、自分の臓器に冷静に優しく行うことは、かなり難しいことも確かです。余計な批判なしに行いたいのですが、自分に対しては、どうしても期待しすぎたり、否定的になっていたり、自分に対していろんな色眼鏡で見ているんだなあということも分かります。それと優しくタッチと思っているのに、いつの間にか、ゴリゴリやっていたり、心を込めずにとにかくほぐそうとしていたりします。そういう自分との関わりに気づく意味でもセルフ・チネイザンは有意義です。毎日少しでもお腹に触っていると、その日の身体や心の状態もわかってきます。プラクティショナーにとっては、セルフケアだけの意味ではなく、施術を向上させる有効な方法でもあります。

チネイザンを定期的に受ける人にとっては、次のセッションの合間に毎日数分でもセルフ・チネイザンを行うと、次回のセッションの質が高まります。

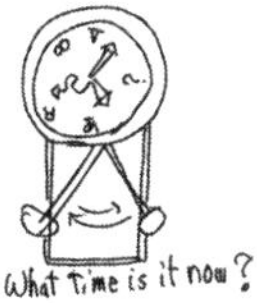

心の病や不都合について
Mental issues and Chi Nei Tsang…

チネイザンは治療ではないので、身体の不都合や、病を治すという行為ではありません。では、効果がないかというと、そういう訳ではなく、驚くほどの効果があることが多くあります。少なくても、何かサポートが出来ている実感が、あります。

身体の不都合だけでなく、心の不都合にも、まずは寄り添うことを行っています。チネイザンでは、触れることを通して、内部からの寄り添いを大切にしています。心の不都合が、一時的なことであれ、長期的なことであれ、明確に病というものであれ、深く寄り添うということが何か役に立てることがあります。心の不都合は、身体の不都合よりも、形で見えないことや、測定が難しいこともあり、本人も、周りの人も対処が難しいことが多い。

ペットロスでも、失恋であっても、家族の問題であっても、仕事のことであれ、遺伝とも思える課題であっても、何かが出来るはずです。解決出来なくても、支え合うことは出来ます。

七世代瞑想や感情の瞑想などを進めていくと、まずは自分が心の課題がないということはないということも分かります。自分が正常だと思っているとしたら、それ自体がかなり異常です。

もし、自分が全く正常だと思うならば、それは単にラッキーなのか、そういう心の問題に触れていないだけだとも言えます。自分の中にある、様々な不安、恐怖、ストレス、異常性などにも、認識があっての寄り添いになります。

デジタルとAI革命が進んでいく社会の中、これからいろんな意味で心の課題が大きくなっていくだろうと予想します。feel good のヒーリングだけではなく、compassion（慈悲）のチネイザンが、これからますます意義が出てくるのではないかと考えています。

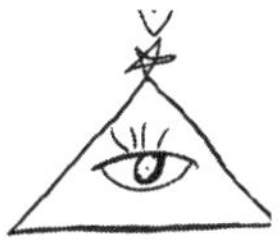

死について

Death and Chi Nei Tsang...

どう本来の自分を生きるかということ、自分だけが生きている訳でもないし、思うようにいく訳でもないのですが、出来るだけ、模索して積極的に進む。その支えと気づきとしてのチネイザンがあると考えています。それには単に優しいだけでは進んでいくことが難しい。自分に厳しいところも必要です。状況によっては、強い意志と判断も必要になってきます。そのためには、考えだけでは難しい。臓器も含めた身体の力と智慧も必要になってきます。自分だけでも難しい。良い仲間や友人が必要。

TaoZenライフ・プラクティスでは、自己鍛錬（もっとゆるーい言葉がいいなあ）も行いますが、仲間、友人の存在も大切にしています。出来るだけ、同じような人だけではなく、いろんな年齢や文化や職業の仲間がいる方が良い。それでいて、あまりきついグループ感覚ではなく、ゆるーい感じで、お互いの意思で繋がっている感じがいい。それがこれからの繋がりのあり方だと信じています。村や会社や国や宗教ではない形の自主性の高い繋がりです。

「生きる」をテーマに話してきましたが、「死」ということも考えないといけません。自分の死もそうですが、大切な人、ペットなどの生き物、おそらく植物も含めて、死ということがチネイザンを行ってきて大事な要素であることも体験してきました。僕たちは、死というものをあんまりきちんと考えたり、感じないようにして生きているかもしれません。死を物質的に捉えすぎているかもしれない。あるいは触れたくないものとして逃げているかもしれません。社会の価値観や宗教的な慣習で納めてしまっているかもしれません。死をもっと大切に考えていく必要があります。

自分の死までの限られた時間が人生です。少なくとも現世では。どんな人でも、これは同じです。チネイザンで何が出来るかは、まだ明確ではありませんが、チネイザンを多くの人に行ってきて、その人の死というテーマにも出会いました。また大切な人の死による確実な影響も体験してきました。

死と誕生というのは、生き物の二大セレブレーションなはずです。死ということに、もっと深いロマンがあって良いはずなのに、僕たちの現代社会では、何かただの出来事になってはいないだろうか。死と生ということに対しての、畏怖の念をもっと大切にしてこそ、次のレベルのチネイザンがあると思います。

瞑想は死の練習だと言われますが、上手に死ぬにもそれなりのプラクティスが必要だと思います。

あの人たちに、もう少し何かチネイザンでも出来たんじゃないか

Wish I could've done something

チネイザンの仲間でも、早く亡くなってしまった方がいらっしゃいます。連絡がつかなくなってしまって、でも、確実に亡くなったと思われる方もいます。なぜか、若く亡くなる人は、魂が澄んでいる人が多いような気がするのは、僕の方の投影かもしれません。とにかくもったいないと思うこと、そして、どうして何か出来なかったのだろうと思うこと

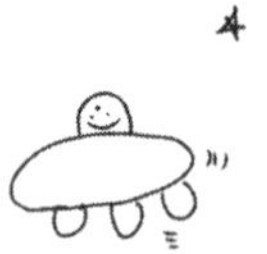

があるのは僕だけじゃないと思います。TaoZenのチネイザンの仲間だけでも、ふと思うだけでも、何人も思い出します。
チネイザンを一緒に始めて、僕よりもコミットした形でチネイザンを広めることに貢献したロバート。マンタック・チアの初期の本の出版を引き受けていた、オカルトの有名な本も沢山出していたオスカーお爺ちゃん。会った時にはエイズでもういつでも死ぬと言いながら、生き延びてエイズが陰性になって、そしたら精神的に落ち込んで亡くなったBJ。
日本の仲間にも、何人もいる。アンアンのモデルもやっていてパリでモデルもやったことのあるS子さん、癌を治して僕についてパリにまた行くんだと言っていた。甘いものが大好きで、英語も出来て、僕のヨーロッパでのワークショップにもよくついてきてくれたMさん。どんなイベントでも手伝いに来てくれて、亡くなる少し前にセッションを受けにきてくれたAさん。とにかく自由思考の美人のHさん。みんな心の透き通った人たちだった。
ビートルズのプロモーターでいつもニコニコ僕のスタジオに甘いもの

を持って立ち寄ってくれたシッド。ニューヨークでの孤独の中で自分で命を絶ってしまったMさん。死が近づいていると分かっていて病院に見舞いに行ったけれど微笑むことしかお互いに出来なかったペルシャ人のM。ニューヨークでの厳しい生活を一緒に過ごしたシーズー犬、ペマ。

彼らに、チネイザンを一度でも出来たら、何か変わったかは全く分かりません。でも、何かしたかった。実際に触れなくても、良いから、正面を向いてきちんとタッチ出来る自分を磨いていかないといけない。そうしないと、決して深いチネイザンも、深い自分の生き方も出来ないことは確かです。

自分の死を、どう捉えていくか、残りの時間と空間をどうしていくのか、深く瞑想したいテーマです。遠い人にも、亡くなった人にも、通じるか分からないけれど、通じるような、そんなチネイザンを願っています。きっと、遅くはない。時間と空間は、捩れながらも繋がっているはずだから。

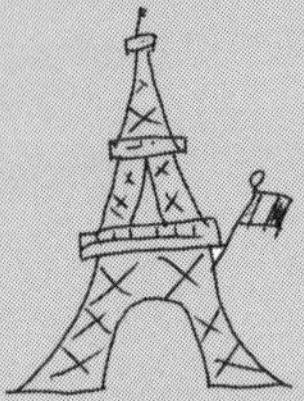

ある有名なファッションデザイナー。もう何回夏休みを迎えられるか？

How many summer vacation...

パリに住む、世界的に有名な日本人ファッションデザイナーから、ある人を通じて連絡がありました。

その頃は、年に1回か2回、ヨーロッパに行くスケジュールだったので、パリにいた時に連絡をして、自宅でセッションをさせてもらいました。流石のデザイン感覚の素晴らしいお部屋で、圧倒されました。初めて会ったのに、何か溶け込んだ感じになって、セッションの途中でも個人的な話がどんどん出てきました。恋人のこと、仕事のこと、パリのこと、子供時代のこと。

僕の方からは、自分のことを思い出してのことですが、「もう何回、夏休みが来るのか」という話をしました。小さい時に夏休みは楽しいものだったはずだけれど、僕はそういう経験はなくって夏休みが待ち遠しいということではなかった。大人になってから、夏は楽しまなければ損だと思って出来るだけ満喫しようとしてるんです。ニューヨークは、サマーバケーションが大事な文化だったから、益々そう思ったのかもしれません。彼も、同じような事を感じてパリに住むようになってバケーションを満喫してきたとおっしゃっていましたけれど、今はプライベートも仕事もエクサイティングではなくて、立派な別荘もあるけれど、どうもねえ、みたいな事だった。

「でも、お互いに、もう何回夏休みがあるか分からないから、大切にしましょう。」

「それと、個人的なことはもとより、残った時間で貢献しなくてはいけないこともあると思います。」

と生意気な意見も言ってしまいました。

次の日も、セッションをして欲しいということで、またさせていただきました。夕飯を彼のプライベートシェフだった人がオープンした素敵なレストランでご馳走になりました。

僕は、2週間ほどヨーロッパを回って、瞑想や太極拳を教えてパリに

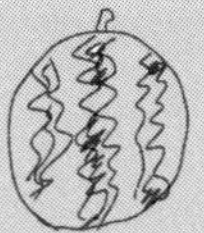

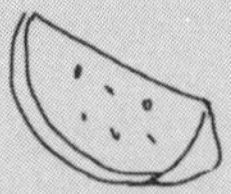

戻ってきて、またセッションの予約をアレンジしてくれたので、朝結構早めに彼のアパートのベルを鳴らしたのですが、応答なし。前の公園のベンチに座って、メッセージをして待っていたところ、なんとパジャマのままで公園に走ってきたんです。アパートが5階か6階にあって僕は知っている階のベルを押していたのですが、彼は別の階でパジャマで油絵を描いていたらしいのです。それで、焦って降りてきたという訳でした。なんと、こんな世界的に有名な方が、僕のためにパジャマで公園まで、来るとは。笑ったけれど、凄い人だなあと感動したことを覚えている。描いていた油絵を頂いておくと良かったなあ。ついつい遠慮しちゃった僕がいました。

その後、コロナ禍になったりで、会うことはなかった。コロナ関係の病で、亡くなったニュースを見て、愕然とした。サントロペにある別荘にいくための階段が辛い、これから友人たちとクルージングに行くというメッセージをいただいたのが最後になった。

天国で夏休みを楽しんでいらっしゃるかなあと。

チネイザンで、思いがけない人たちとの出会いが一杯出来ることも感謝です。でも、もう少し、もしかしたら何か僕がもう少し出来たんじゃないかとも思ってしまうのが、本当の気持ちです。

AIデジタル革命時代に、きっともっと大切になってくる
Chi Nei Tsang will be more valuable

今、僕たちは、AIデジタル革命の真っ只中にいるらしい。確かに、人間関係も、コミュニケーションの方法も、時間の使い方も、家とか家族とか結婚などのこと、仕事のことも、急激に変化していくようです。

こうした中で、チネイザンが考える人との深い繋がり、触れ合い、身体を内側から見直すこと、心のバランス、というようなことが、とても重要になってくると確信します。頭やデジタルで繋がるだけではなく、実際に身体に触れる、同じ空間と時間を共有する、心をオープンに委ねる、明確な目標なしにとにかく一緒に居る、自分本来の生き方、在り方を見つめながら積極的に生きる、そういったことが、今よりも貴重になっ

ていくだろうと予想します。

このおそらく激しく変化する時代を生き抜くには、個人の心と身体と魂の健康はもちろん大切です。それだけではなく、自分が、あるいは自分たちが、未来に何か貢献している感じ、あるいは未来に何か提示している感じがあることも必要だと考えます。なぜ、ここで感じというちょっと曖昧な言葉を使ったかというと、貢献しなければいけないとか、貢献している実感とかは、何か強すぎる感じがするのです。どこか貢献している、役に立っている感じというか、香りがするという具合がいいのではないかと思っています。ゆるやかだけれど、あきらめないということでしょうか。

チネイザンを、目の前のクライアントに、出来るだけ役に立てたいという強い気持ちで行っていることは確かです。同時に、チネイザンを通して、プラクティショナーが、自分のあり方、生き方を正面から見つめ直しながら、本来の自分の生き方を試行錯誤することになります。そして、些細かもしれないけれど、未来の人間のあり方、地球のあり方に、何か参加している、提案している事が奥に隠し味のように潜んでいます。

Be the Change that you wish to see in the world.
By Mahatma Gandhi

アンガジュマン（engagement）
Commitment is an act, not a word. By J.P. Sartre

瞑想のある生活を多くの人が実践して、言葉や物質を超えたことを大切にして、繋がっていくことは今も大切ですが、近い未来の社会と人間にとって益々大切になってくると信じています。そのためにも、今、僕たちが何をするのかが大切です。

あとがき Postface

当初は、チネイザンの施術方法の本をという依頼でした。チネイザンを通して、僕が考えてきたことを書き始めたら、どんどん書きたいことが止まらなくなってしまいました。色々、書き直しながら、結局は、大内雅弘という一人の人間が、チネイザンを通して考えたり、出会ったことを、誰か分からないけれど、貴方に話しかけるように書くことになりました。読み返すと、書き直したい部分や、もっと書きたいところが一杯です。どこかで切り上げて本という形にしないといけないので、ここでとりあえずは纏めることにしました。

結局は、僕は何を言いたかったんだろうと思うと。

・チネイザンは、本来の自分の生き方をサポートするTaoZenライフ・プラクティスの一部なんだなあ。

・氣≒LOVE。

・さりげない現代の修行者でいたい。そして、仲間が必要だ。
・自分の内臓も、目の前にいる人たちも、繋がって生きている。そして、宇宙とも繋がっている。
・チネイザンって、良いなあ。瞑想も素晴らしいなあ。

そんなことなんだなあと思っています。

これを機会に、もっと書いてみたいと考えています。

チネイザンの細かい施術も含んだ集大成の本、シックス・ヒーリングサウンズのこと、小周天瞑想のこと、瞑想についての話し、太極拳の話。そして、1980年代から2010年までのニューヨークでの僕の生活についても書きたいなあと、思っています。読んでくれる人がいるかなあ？


本は売れない、短くわかりやすくて、すぐに役に立てられる内容でないと売れないという事が言われています。それでも、本は絶対に必要。そして、売ろうとせずに、分かりにくくて、直ぐには役に立たない本も大切だと信じています。

今回のこの本は、限られた中ですが、出来るだけ心地良くて、大事なことが隠されている本を作りたいという願いで始めました。

僕の我儘を聞いてくれた出版部の原田さん、ご迷惑をおかけしました。快く帯に貴重な言葉を書いてくれた吉本ばななさん、いつもありがとうございます。

本が始まる前からずうっとサポートしてくれたリエちゃんがいなければ、この本は形にならなかったと思います。

いつも冷静なアドバイスをしてくれるさやかちゃん、本のデザインを勘よくしてくれたワカナちゃん、本当にありがとう。

どこかで見つけたSakiさんのイラスト。この人に表紙を頼みたいと思っていたところ、偶然パルコで個展をされていた縁から、一回のチネイザンセッションを受けていただけなのに、ピーンとくる表紙をすぐに描いてくれました。感謝です。

チネイザンを紹介してくれたマンタック・チア先生はじめ、今まで出会った多くの師、仲間、そして会ったことはないけれど大切な智慧を磨いて伝えてくれた先人の師たち、本当に有難うございます。そして、僕のワークショップやコースに参加してくれた世界中の多くの人たち、有難う。あなたたちがいなかったら、僕は壁に向かって話していなければいけなかった。一緒に瞑想したり、チネイザンをしたりしながら、試行錯誤できてきたからこそ、続いていています。しばらく顔を見ていない生徒やクライアントの方も、ぜひこの本を通して、また実際に会えると嬉しいです。

この本を通して、はじめてお目にかかった方、本当に有難うございます。何か、なーるほどとか、ホッとするとか、何かそんな事があったら嬉しいです。細かく読んでいただくよりも、時々手にしていただけるような本、そして何かふむふむみたいな事があれば、本当に涙です。

まだまだ進化していくチネイザン、TaoZenライフ・プラクティスです。

これからも、よろしくお願いいたします。

本当にありがとうございました。

２０２５年３月

大内雅弘

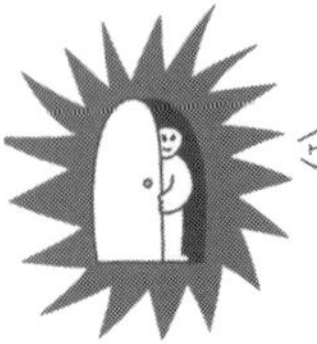

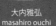

さらに、学びたい方、体験したい方へ。

大内雅弘は、現在東京を中心に、世界に向けて
「TaoZen ライフ・プラクティス」と「チネイザン」の活動をしています。

Chi Nei Tsang
氣
氣内臓

チネイザンについて

チネイザン・プラクティショナー養成コース（レベル１～３）をはじめ、体験会、説明会、シックス・ヒーリングサウンズ、セルフ・チネイザンなどのワークショップを開催しています。

ワークショップの詳細、大内をはじめ日本チネイザン協会認定プラクティショナーのセッションを受けたい方はこちらまで。

日本チネイザン協会事務局　chineitsang@chineitsang.jp

日本チネイザン協会 HP

TaoZen.

TaoZen ライフ・プラクティスについて

瞑想を中心に、氣功、太極拳、呼吸法、ライフエンパワーメントなどの、TaoZen ライフ・プラクティスを体験したい、学びたい、インストラクターになりたいという方は、こちらまで。

週末できっちり学ぶワークショップから、気軽な数時間のワークショップまで、選ぶことが可能です。国内での集中リトリートや、海外でのリトリートやワークショップにも、ぜひ参加ください。
オンラインでも、定期的にワークショップを行っています。

TaoZen ジャパン事務局　taozen@taozen.jp

TaoZen ジャパン HP

また、この本に掲載した施術方法や瞑想、氣功などは動画でもご覧いただけます。
随時更新していますのでぜひご覧ください。

大内雅弘
masahiro ouchi

@masahiro_ouchi

大内雅弘　Masahiro Ouchi

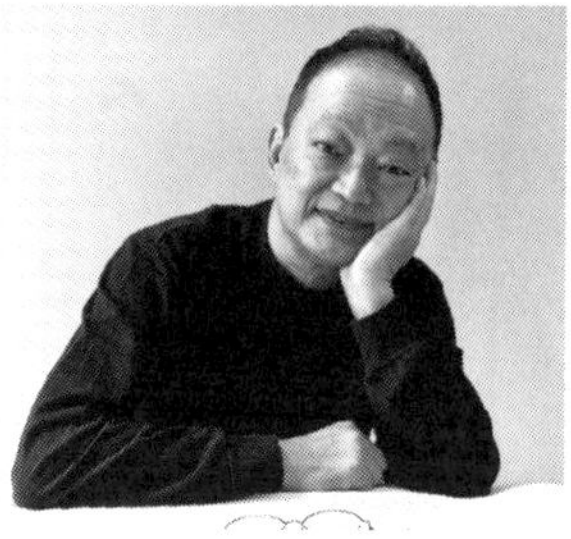

秋田市生まれ。慶應大学法学部卒。

タオゼン・ジャパン、日本チネイザン協会、ヒーリング・タオ・ニューヨーク代表。

小学校の時から、禅に触れはじめ、大学在学中に1年間インドにヨガの修行の旅に出る。その後、ニューヨークで、広告・マーケティングの仕事を30年。大手広告会社の後に、ソーホーでマーケティング会社を設立。

その間にチネイザンと出会い、35年以上の経験を積む。日本で唯一のユニバーサル・ヒーリング・タオのチネイザン・シニア・ティーチャーの資格を持つ。瞑想、呼吸法、太極拳、氣功、ライフ・コーチングを統合的にまとめたTaoZenライフ・プラクティスを35カ国以上で教えている。

現在、東京をベースに、チネイザン・プラクティショナー養成コースや瞑想のワークショップを行っている。

エグゼキュティブ・ライフ・コーチング資格（オランダ）、主にプロのアスリートのためのナチュラリー・インテンス・トレーナー資格（NY）なども取得。

著書に、『セルフ・チネイザン・タッチ』（幻冬舎）『1分瞑想』（青春出版社）『卵巣呼吸法』（主婦の友社）など。

チーム：
一人ではできない事、一人では考えつかない事を、実現してくれるのがチームです。有難うございます。

プロデュース	大内雅弘、松木りえ
表紙イラスト	Saki Morinaga
ブックデザイン	梅津和佳奈（Chocolate Inc.）
編集	原田伸幸（BABジャパン）
編集協力	松木りえ、大石さやか、植田恵
応援	応援してくれている世界中の仲間たち

チネイザンってなに？

2025 年 4 月 10 日　初版第 1 刷発行

著　　者　大内 雅弘
発 行 者　東口 敏郎
発 行 所　株式会社ＢＡＢジャパン
〒 151-0073 東京都渋谷区笹塚 1-30-11 ４・５Ｆ
TEL　03-3469-0135　　FAX　03-3469-0162
URL　http://www.bab.co.jp/
E-mail　shop@bab.co.jp
郵便振替 00140-7-116767
印刷・製本　中央精版印刷株式会社

ISBN978-4-8142-0664-3　C2075